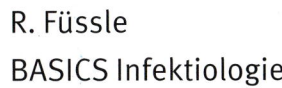

R. Füssle

BASICS Infektiologie

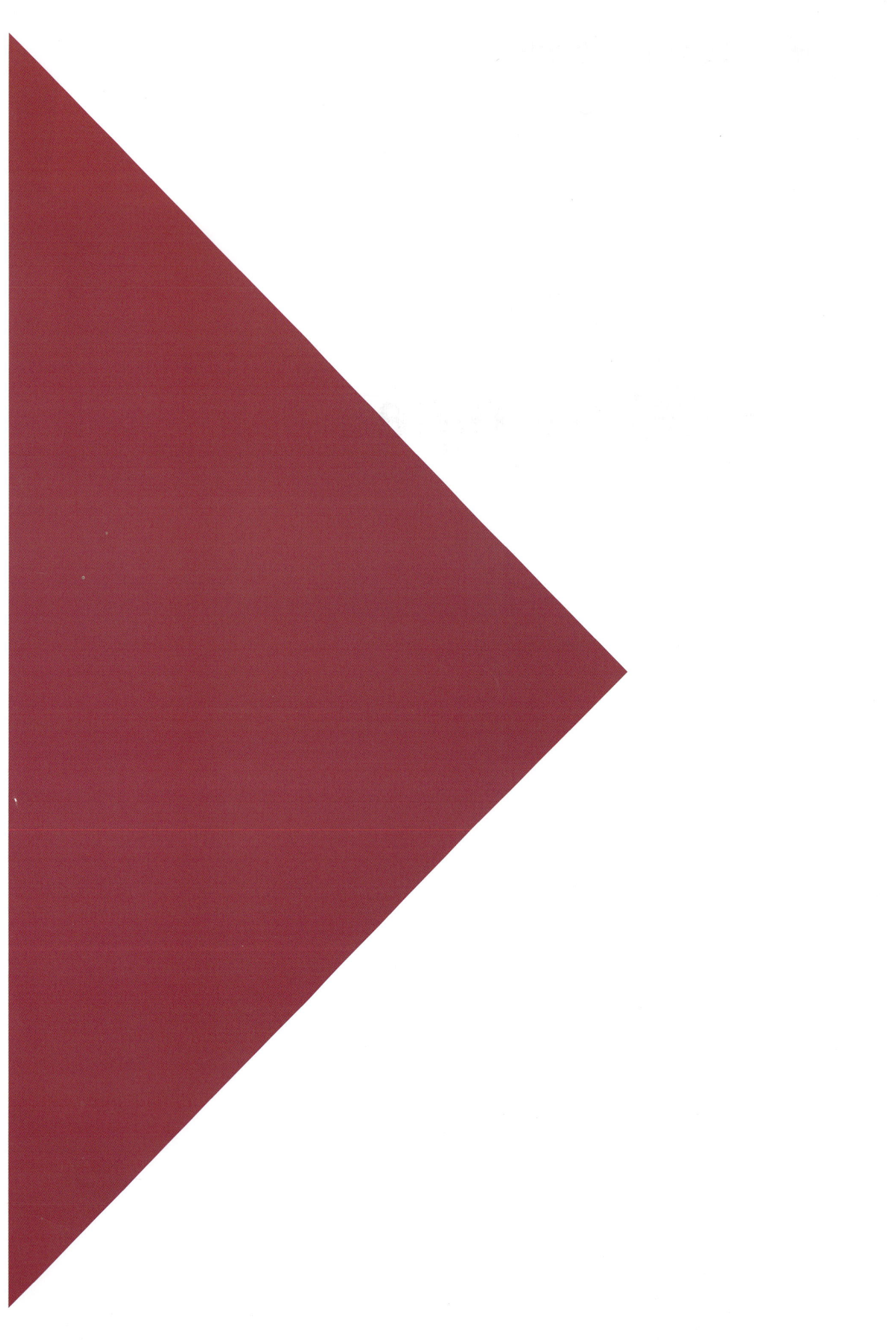

Roswitha Füssle

# BASICS
## Infektiologie

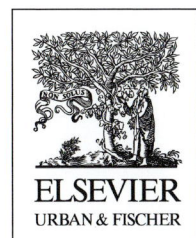

URBAN & FISCHER München

**Zuschriften an:**
Elsevier GmbH, Urban & Fischer Verlag, Hackerbrücke 6, 80335 München

**Wichtiger Hinweis für den Benutzer**
Die Erkenntnisse in der Medizin unterliegen laufendem Wandel durch Forschung und klinische Erfahrungen. Die Autorin dieses Werkes hat große Sorgfalt darauf verwendet, dass die in diesem Werk gemachten therapeutischen Angaben (insbesondere hinsichtlich Indikation, Dosierung und unerwünschter Wirkungen) dem derzeitigen Wissensstand entsprechen. Das entbindet den Nutzer dieses Werkes aber nicht von der Verpflichtung, anhand weiterer schriftlicher Informationsquellen zu überprüfen, ob die dort gemachten Angaben von denen in diesem Werk abweichen und seine Verordnung in eigener Verantwortung zu treffen.
**Für die Vollständigkeit und Auswahl der aufgeführten Medikamente übernimmt der Verlag keine Gewähr.**
Geschützte Warennamen (Warenzeichen) werden in der Regel besonders kenntlich gemacht (®). Aus dem Fehlen eines solchen Hinweises kann jedoch nicht automatisch geschlossen werden, dass es sich um einen freien Warennamen handelt.

**Bibliografische Information der Deutschen Nationalbibliothek**
Die Deutsche Nationalbibliothek verzeichnet diese Publikation in der Deutschen Nationalbibliografie; detaillierte bibliografische Daten sind im Internet über http://www.d-nb.de/ abrufbar.

14  15  16  17  18        5  4  3  2  1

Für Copyright in Bezug auf das verwendete Bildmaterial siehe Abbildungsnachweis.

Um den Textfluss nicht zu stören, wurde bei Patienten und Berufsbezeichnungen die grammatikalisch maskuline Form gewählt. Selbstverständlich sind in diesen Fällen immer Frauen und Männer gemeint.

Planung: Dr. Konstanze Knies
Lektorat: Alexander Gattnarzik
Redaktion und Register: Ulrike Kriegel
Herstellung: Elisabeth Märtz, Renate Hausdorf
Satz: abavo GmbH, Buchloe/Deutschland; TnQ, Chennai/Indien
Druck und Bindung: Printer Trento, Trient/Italien
Umschlaggestaltung: SpieszDesign, Neu-Ulm

ISBN Print    978-3-437-42796-1
ISBN E-Book   978-3-437-29652-9

Aktuelle Informationen finden Sie im Internet unter **www.elsevier.de** und **www.elsevier.com**

# ► VORWORT

Infektionen spielen in fast allen Fachrichtungen der Medizin eine wichtige Rolle. Die Zunahme infektionsgefährdeter älterer oder abwehrgeschwächter Patienten und die Ausbreitung multiresistenter Erreger tragen dazu bei, dass die Bedeutung von Infektionen zunimmt. Dem muss bei der Ausbildung von Studierenden Rechnung getragen werden.

Die Infektiologie ist ein großes Fachgebiet. Viele infektiologische Standardwerke sind daher sehr umfangreich und vermitteln neben den Grundlagen ein spezielles Detailwissen, das den Studierenden beim Einstieg in das Fach überfordert. In den vielen Jahren meiner Tätigkeit als Dozentin in den Fächern Mikrobiologie und Infektiologie im Fachbereich Medizin der Justus-Liebig-Universität Gießen wurde von den Studierenden immer wieder der Wunsch nach einem Lehrbuch an mich herangetragen, das sich auf das Basiswissen beschränkt und das Erlernen von Grundkenntnissen erleichtert. Dieser Wunsch hat mich zum Verfassen des BASICS Klinische Infektiologie motiviert.

Das vorliegende Buch möchte leicht verständlich in übersichtlicher, kompakter Form über die häufigsten Infektionen, ihre Diagnostik und Therapie informieren. Im allgemeinen Teil sollen Grundkenntnisse zu den Infektionserregern, der Entstehung von Infektionen und der Anwendung von antiinfektiösen Substanzen vermittelt werden. Auf viele Details wurde bewusst verzichtet. Der Umfang beschränkt sich auf die häufigsten bei uns vorkommenden Infektionen und lässt Raritäten unberücksichtigt. Es soll den Studierenden nicht den Besuch der Vorlesung oder das Studieren von Standardwerken ersetzen, ihnen aber das Erlernen von Grundkenntnissen in diesem komplexen Fachgebiet erleichtern. Der Aufbau des Buches folgt den üblichen BASICS-Gepflogenheiten. Die Themen sind jeweils übersichtlich auf Doppelseiten dargestellt.

Ich hoffe, dass das Buch den Studierenden eine Hilfestellung beim Erlernen des komplexen Stoffes bietet. Vielleicht sorgt es sogar für etwas Spaß beim Lernen oder macht dem einen oder anderen Lust, sich mehr mit dem spannenden, faszinierenden Stoffgebiet der Infektionen zu befassen.

Beim Planen und Verfassen eines Buches ist man für Anregungen von Kollegen, Studierenden und erfahrenen Verlagsmitarbeitern dankbar. Mein besonderer Dank für die hilfreiche Unterstützung gilt meinen Kollegen im Institut für Medizinische Mikrobiologie der Justus-Liebig-Universität Gießen (Direktor: Prof. Dr. Trinad Chakraborty), insbesondere Herrn Prof. Dr. Andreas Sziegoleit und Herrn Dr. Can Imirzalioglu für die anregenden Diskussionen und die Korrekturen bei der Gestaltung des Manuskripts. Besonders bedanke ich mich bei den Mitarbeitern des Elsevier Verlages, Urban & Fischer, vor allem bei Frau Ulrike Kriegel (buchundmehr) für ihre freundliche Unterstützung, ihre Anregungen, ihre Geduld und die heiteren, aufmunternden Diskussionen. Herrn Prof. Dr. Heiss, Klinik für Unfallchirurgie des Universitätsklinikums Gießen und Marburg, Standort Gießen, danke ich für die Überlassung seiner Abbildungen. Herrn Andreas Rumpf vom Elsevier Verlag möchte ich für seine wertvolle Unterstützung bei der Suche nach Bildmaterial danken.

Ich wünsche allen Lesern viel Spaß und Erfolg beim Arbeiten mit dem vorliegenden BASICS-Band.

Gießen, im Frühsommer 2013
Prof. Dr. Roswitha Füssle

# ABKÜRZUNGSVERZEICHNIS

| | |
|---|---|
| **A.** | *Actinomyces, Anaplasma, Aspergillus* |
| **ACA** | Acrodermatitis chronica atrophicans |
| **AECB** | akute Exazerbation chronische Bronchitis |
| **Ag** | Antigen |
| **AIDS** | acquired immune deficiency syndrome, erworbenes Immunschwächesyndrom |
| **Ak** | Antikörper |
| **ARDS** | acute respiratory distress syndrome |
| **ART** | antiretrovirale Therapie |
| **AST** | Streptokokken-spezifischer Antikörper |
| **B.** | *Babesia, Bacillus, Bacteroides, Bartonella, Blastocystis, Blastomyces, Borrelia, Brucella* |
| **BLI** | β-Lactamase-Inhibitor |
| **BSG** | Blutsenkungsgeschwindigkeit |
| **bzw.** | beziehungsweise |
| **C.** | *Calymmatobacterium, Campylobacter, Candida, Chlamydia, Clostridium, Coccidioides, Corynebacterium, Coxiella, Cryptococcus, Cryptosporidium* |
| **ca.** | zirka (ungefähr) |
| **Ca** | Karzinom |
| **CAP** | community acquired pneumonia (= ambulant erworbene Pneumonie) |
| **CAPD** | continuous ambulatory peritoneal dialysis |
| **CDAC** | *C.-difficile*-assoziierte Diarrhö |
| **CMV** | Zytomegalievirus |
| **COPD** | chronic obstructive pulmonary disease, chronisch obstruktive Lungenerkrankung |
| **CRB** | confusion, respiratory rate, blood pressure |
| **CRP** | C-reaktives Protein |
| **CT** | Computertomografie |
| **BSG** | Blutsenkungsgeschwindigkeit |
| **DFS** | diabetisches Fuß-Syndrom |
| **DHSB** | Dermatophyten – Hefen – Schimmelpilze – biphasische Pilze |
| **DNA** | Desoxyribonukleinsäure |
| **E** | Einheiten |
| **E.** | *Echinococcus, Ehrlichia, Entamoeba, Escherichia* |
| **EAEC** | enteroaggregative *E. coli* |
| **EBNA1** | Epstein-Barr nuclear antigen |
| **EBV** | Epstein-Barr-Virus |
| **EHEC** | enterohämorrhagische *E. coli* |
| **EIEC** | enteroinvasive *E. coli* |
| **EM** | Erythema migrans |
| **EPEC** | enteropathogene *E. coli* |
| **ESBL** | extended spectrum betalactames |
| **ETEC** | enterotoxische *E. coli* |
| **evtl.** | eventuell |
| **FSME** | Frühsommer-Meningoenzephalitis |
| **G.** | *Gardnerella, Giardia* |
| **h** | Stunde |
| **H.** | *Haemophilus, Helicobacter, Histoplasma* |
| **HA** | Hämagglutinin |
| **HAV** | Hepatitis-A-Virus |
| **HBV** | Hepatitis-B-Virus |
| **HCC** | hepatozelluläres Karzinom, Leberzellkarzinom |
| **HCPS** | Hanta-Virus-induziertes kardiopulmonales Syndrom |
| **HCV** | Hepatitis-C-Virus |
| **HEV** | Hepatitis-E-Virus |
| **HFRS** | hämorrhagisches Fieber mit renalem Syndrom |
| **HGA** | humane granulozytäre Anaplasmose |
| **HHV** | humanes Herpesviren |
| **HIV** | humanes Immundefizienz-Virus |
| **HME** | humane monozytäre Ehlichiose |
| **HPV** | humanes Papillomavirus |
| **HSV** | Herpes-simplex-Virus |
| **HTLV** | humanes T-Zell-Leukämie-Virus |
| **HWI** | Harnwegsinfektion |
| **I.** | *Isospora* |
| **Ig** | Immunglobulin |
| **IfSG** | Infektionsschutzgesetz |
| **KBR** | Komplementbindungsreaktion |
| **KG** | Körpergewicht |
| **L.** | *Legionella, Leishmania, Leptospira, Listeria* |
| **M.** | *Mycobacterium, Mycoplasma* |
| **MBP** | Mannose-bindendes Protein |
| **MHK** | minimale Hemmkonzentration |
| **min** | Minute(n) |
| **MOTT** | Mycobacteria other than tuberculosis |
| **MRSA** | Methicillin-resistente *Staphylococcus aureus* |
| **MRSE** | Methicillin-resistente *Staphylococcus epidermidis* |
| **MRT** | Magnetresonanztomografie |
| **N.** | *Neisseria* |
| **NA** | Neuraminidase |
| **NK** | natürliche Killerzellen |
| **NNRTI** | nichtnukleosidische Reverse-Transkriptase-Inhibitoren |
| **NRTI** | nukleosidische Reverse-Transkriptase-Inhibitoren |
| **NTX** | Nierentransplantation |
| **OP** | Operation |
| **P.** | *Paracoccidioides, Pasteurella, Plasmodium, Pneumocystis, Pseudomonas* |
| **PBP2** | Penicillin-Bindeprotein 2 |
| **PCP** | Pneumocystis-Pneumonie |
| **PCR** | Polymerase-Kettenreaktion |
| **RKI** | Rober-Koch-Institut |
| **RNA** | Ribonukleinsäure |
| **RSV** | Respiratory-syncytial-Virus |
| **S.** | *Salmonella, Shigella, Sporothrix* |
| **SIRS** | systemic inflammatory response syndrome |
| **sp.** | Spezies |
| **spp.** | Subspezies |
| **SSPE** | subakut sklerosierende Panenzephalitis |
| **Staph.** | *Staphylococcus* |
| **STD** | sexually transmitted disease |
| **STIKO** | Ständige Impfkommission |
| **Str.** | *Streptococcus* |
| **T.** | *Taenia, Treponema, Trichinella, Trichomonas, Toxoplasma, Trypanosoma* |
| **Tbc** | Tuberkulose |
| **TLR** | Toll-like-Rezeptoren |
| **TSS** | toxic shock syndrome |
| **V.** | *Vibrio* |
| **V. a.** | Verdacht auf |
| **VRE** | Vancomycin-resistente Enterokokken |
| **VZV** | Varizella-Zoster-Virus |
| **WHO** | Weltgesundheitsorganisation |
| **WI** | Wundinfektion |
| **Y.** | *Yersinia* |
| **ZNS** | Zentralnervensystem |

# INHALTSVERZEICHNIS

# Allgemeiner Teil

## Interaktion Wirt – Erreger

Ob Menschen an Infektionen erkranken, hängt sowohl von den jeweiligen Erregern als auch vom Patienten ab. Den Mikroorganismen mit ihren Pathogenitätsfaktoren (z. B. Adhäsine, Invasionsfaktoren, Toxine) stehen die Schutz- und Abwehrmechanismen des Menschen gegenüber. Der Stärkere gewinnt. Hoch pathogenen Erregern ist der Mensch ohne Antikörperschutz hilflos ausgeliefert (z. B. Pest, Pocken). Weniger virulente Keime verursachen keine oder unterschiedlich schwere Krankheitsbilder. „Apathogene" Bakterien, wie koagulasenegative Staphylokokken, können nur bei ganz wehrlosen Wirten (Agranulozytose) oder unter besonderen Umständen, z. B. bedingt durch Endoprothesen oder Katheter, Krankheiten hervorrufen.

## Schutzmechanismen des Menschen

Der Mensch verfügt über Schutzeinrichtungen, die das Eindringen und die Ausbreitung von Krankheitserregern verhindern oder erschweren. Eine mechanische Barriere ist die intakte Haut und Schleimhaut. Der Mukus auf Schleimhautoberflächen verhindert die Bindung von Bakterien an Epithelzellen. Körperflüssigkeiten wie Urin, Tränen, Speichel spülen Bakterien weg oder enthalten bakterizide Substanzen, z. B. Lysozym in Tränen, Urin, Speichel; Spermin im Sperma. Der saure Magensaft tötet viele verschluckte Bakterien. Die physiologische Flora an allen Körperöffnungen verhindert die Besiedelung mit pathogenen Erregern. Hustenreflex und Flimmerepithel in den Atemwegen befördern inhalierte Keime und andere Partikel nach draußen. Das Immunsystem vernichtet eingedrungene Feinde (▶ Abb. 1.1).
Jede Schädigung dieser Schutzmechanismen, z. B. durch medizinische Maßnahmen, ist ein Infektionsrisiko. Beispielsweise wird die Hautbarriere durchlässig durch Wunden oder intravasale Katheter. Das Anheben des Magensaft-pH zur Stressulkusprophylaxe ermöglicht Bakterien die Ansiedelung im Magen. Die mechanische Beatmung setzt die mukoziliäre Clearance außer Kraft. Antibiotika zerstören als „collateral damage" nützliche physiologische Florakeime. Durch Erkrankungen oder Therapiemaßnahmen (z. B. Chemotherapie, Kortison) wird das Immunsystem beeinträchtigt (▶ Abb. 1.2).

Heute sind wir in der glücklichen Lage, dass wir viele Infektionskrankheiten mit Antibiotika, Antimykotika, Virustatika erfolgreich bekämpfen können. Bei den Antibiotika wird diese Waffe leider langsam stumpf. Viele Bakterien sind multiresistent gegen Antibiotika geworden und dadurch schwierig zu bekämpfen (z. B. MRSA, ESBL-produzierende Enterobakterien, VRE, multiresistente Pseudomonaden) (▶ Kap. 4). Zudem haben viele dieser Medikamente unerwünschte Nebenwirkungen (▶ Abb. 1.3).

## Immunabwehr

Die **Phagozytose** ist die zentrale Abwehrreaktion. In sehr vereinfachter Form zusammengefasst:
▶ „**Professionelle" Phagozyten** (neutrophile polymorphkernige Granulozyten, Makrophagen) verschlingen die Krankheitserreger und versuchen, sie zu vernichten. Bei apathogenen Bakterien gelingt ihnen das ohne fremde Hilfe, weil sie die Keime als fremd erkennen, binden, aufnehmen, abtöten und verdauen können.
▶ Die **angeborene Immunität** umfasst die Phagozyten selbst mit ihren Rezeptoren, einigen Toll-like-Rezeptoren (TLR), Komplementsystem (C'), das Mannose-bindende Protein (MBP) und das C-reaktive Protein (CRP). MBP und CRP binden an Erregerkomponenten, dadurch aktivieren sie C', das die Phagozytose möglich macht und eine Entzündungsreaktion auslöst.

Die Phagozyose gelingt bei potenziell pathogenen Erregern nicht auf Anhieb, sondern erst mithilfe spezifischer **Antikörper**. Können die Phagozyten die Erreger nicht abtöten, sind weitere Prozesse nötig, welche die Phagozyten zu Höchstleistungen antreiben.
▶ **B-Lymphozyten** sind für die Antiköpersynthese verantwortlich.
▶ **T-Lymphozten** aktivieren Makrophagen. Sie machen sie „aggressiv", damit sie mehr $H_2O_2$ produzieren und auch intrazellulär überlebensfähige Erreger beseitigen können. Beide Zelltypen treten erst nach Antigen- bzw. Erregerkontakt in Aktion (**erworbene Immunität)**, wobei ihr Reaktionsvermögen mittels B-, bzw. T-Zell-Rezeptoren sowie MHC-Molekülen genetisch vorgegeben und somit begrenzt ist.
▶ **Interferone und natürliche Killerzellen (NK)** werden gegen Viren wirksam.

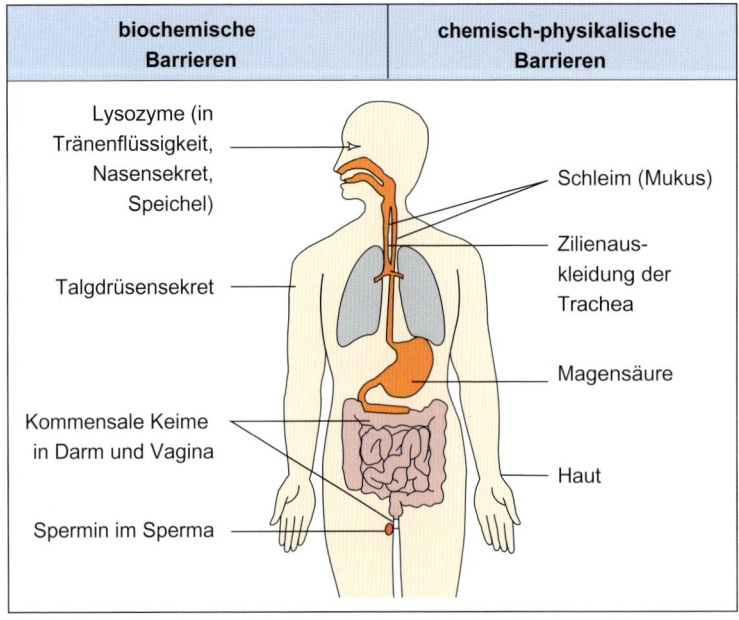

| biochemische Barrieren | chemisch-physikalische Barrieren |
|---|---|

Lysozyme (in Tränenflüssigkeit, Nasensekret, Speichel)

Talgdrüsensekret

Kommensale Keime in Darm und Vagina

Spermin im Sperma

Schleim (Mukus)

Zilienauskleidung der Trachea

Magensäure

Haut

**Abb. 1.1:** Schutzmechanismen des Körpers. [E491]

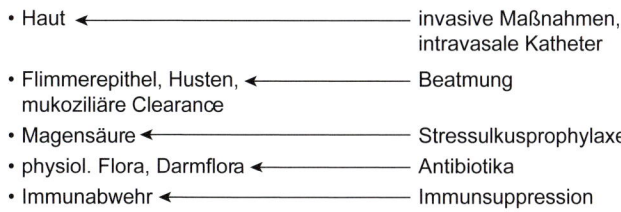

**Abb. 1.2:** Schädigung von Schutzmechanismen. [M598, L231]

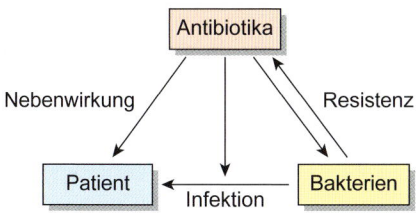

**Abb. 1.3:** Antibiotika und Infektion. [M598, L231]

▶ **Interferone** werden als Botenstoffe in virusbefallenen Zellen produziert, um nicht befallene Zellen widerstandsfähiger zu machen.

▶ **NK-Zellen** registrieren Veränderungen virusbefallener Zellen und versuchen, sie abzutöten. Diese Fähigkeit besitzen sie auch gegenüber maligne entarteten Zellen.

▶ **Zellhormone (Zytokine, Interleukine)** steuern alle Zellaktionen. Ihre teils übergreifenden, teils antagonistischen Wirkungen sind für die gesamten Körperreaktionen verantwortlich. Ein Zuviel oder Zuwenig kann über Leben oder Tod entscheiden.

▶ **Sekretorisches IgA** ist für die **lokale Immunität** auf Schleimhäuten maßgebend. Mit dem Schleim ausgeschiedene **IgA-Antikörper** (sekretorisches IgA) behindern das Anhaften und Eindringen von Erregern. Die höchste IgA-Konzentration findet sich im Dickdarm, dessen Mukosa mit lymphatischen Zellen vollgepackt ist. Am Ende der Schwangerschaft wandert ein Teil davon in die Brustdrüse. Das Neugeborene nimmt mit dem Kolostrum spezifische Antikörper gegen die Darmkeime der Mutter auf, um es vor einer Neugeborenen-Infektion zu schützen.

## Infektionsrisiko

Patienten, bei denen die natürlichen Abwehrmechanismen durch ihre Grunderkrankung oder therapeutische Maßnahmen beeinträchtigt sind, haben das größte Infektionsrisiko. Dazu gehören Intensivpatienten, bei denen diverse invasive medizinische Maßnahmen notwendig sind. Am gefährdetsten sind Patienten mit Erkrankungen des Immunsystems oder unter Therapien, die eine Immundefizienz induzieren (z. B. Leukämie, Knochenmark- oder Organtransplantation, zytostatische Therapie, HIV).

Auch weniger schwerwiegende Grunderkrankungen oder Maßnahmen sind **prädisponierend** für Infektionen:

▶ Harnstau durch Steine, Tumoren, Prostatahyperplasie u. a. → Harnwegsinfektionen

▶ transurethrale Blasenkatheter → Harnwegsinfektionen

▶ virale Atemwegsinfektionen → sekundäre bakterielle Atemwegsinfektionen

▶ Gallenstau durch Steine → Cholezystitis, Cholangitis

▶ offene Wunden → Wundinfektionen

▶ intravasale Katheter → Kathetersepsis

▶ Peritonealdialyse → Peritonitis

▶ implantierte Fremdkörper, Plastik → plastikassoziierte Infektionen

▶ COPD, Rauchen → Pneumonie

▶ hohes Lebensalter, Alkoholabusus, Diabetes mellitus → allgemein erhöhtes Infektionsrisiko

## Exogene und endogene Infektionen

Der Mensch infiziert sich mit Erregern, die entweder aus seiner Umgebung (exogene Infektion) oder der körpereigenen Flora stammen (endogene Infektion).

**Exogen** werden die Erreger z. B. durch Tröpfchen- oder Schmierinfektion von anderen Patienten übertragen oder oral mit Lebensmitteln oder Trinkwasser aufgenommen. Nur wenige Erreger können über die intakte Haut in den Körper gelangen (z. B. Schistosomen, Hakenwürmer), die meisten benötigen Eintrittspforten, z. B. Miniläsionen, Wunden oder Katheter.

Haut und Schleimhäute sind besiedelt mit einer Vielzahl von wenig pathogenen Keimen, die an ihrem natürlichen Standort nützlich sind, z. B. die Ansiedelung anderer pathogener Bakterien verhindern. Gelangen solche fakultativ pathogenen Bakterien außerhalb ihres Standortes in andere Organe, können sie dort **endogene** Infektionen verursachen, z. B. gelangen Darmkeime wie *E. coli* in die Harnwege können sie Harnwegsinfektionen verursachen, gelangen sie durch Läsionen im Darm in die Bauchhöhle, entsteht eine Peritonitis; gelangen *Candida* aus dem Darm in die Vagina, kann bei Störung der Vaginalflora ein Vaginalsoor die Folge sein.

Die Übertragung exogener Erreger kann oft durch entsprechendes Hygieneverhalten vermieden werden. Die Entstehung endogener Infektionen, z. B. bei nosokomialen Infektionen, ist nur schwer zu verhindern.

> ▶ Ob Infektionen sich etablieren können, ist abhängig von der **Virulenz** der Erreger und der **Abwehrsituation** des Menschen.
>
> ▶ Hoch pathogene Erreger sind für alle Menschen ohne Antikörperschutz infektiös.
>
> ▶ Wenig pathogene Keime können nur bei wehrlosen Wirten oder Vorliegen prädisponierender Faktoren Krankheiten hervorrufen.
>
> ▶ Intensivpatienten sind besonders durch Infektionen gefährdet, da viele medizinisch notwendige Maßnahmen die körpereigenen Schutzmechanismen beeinträchtigen.
>
> ▶ **Exogene Infektion:** Krankheitserreger werden aus der Umgebung, von anderen Menschen oder Tieren übertragen.
>
> ▶ **Endogene Infektion:** Die Erreger entstammen der körpereigenen Flora.
>
> **ZUSAMMENFASSUNG**

## Bakterien

Bakterien sind 0,5–5 µm groß. Sie vermehren sich durch Querteilung. Die Generationszeit bei schnell wachsenden Bakterien beträgt ca. 20 Minuten, bei langsam wachsenden bis zu 12 Stunden. Nach der Form unterscheidet man **Kokken** (kugelförmig), **Stäbchen** und **spiralförmige Bakterien.**

Bakterien sind **Prokaryonten.** Sie besitzen keinen echten von einer Membran umgebenen Zellkern, sondern ein Kernäquivalent, d. h. frei im Zytoplasma liegende DNA. Außerdem sind viele Eigenschaften auf kleinen extrachromosomalen DNA-Elementen, den **Plasmiden,** gespeichert. Plasmide können leicht an andere Bakterien weitergegeben werden. Sie enthalten oft Gene für Resistenzen oder Pathogenitätsfaktoren. Bakterien können so Informationen untereinander austauschen, z. B. Resistenzmechanismen horizontal innerhalb derselben Spezies oder auch an andere Bakterienspezies weitergeben. Bakterien besitzen andere Ribosomen (70S-Ribosomen) als Eukaryonten.

Grundgerüst der bakteriellen Zellwand ist **Peptidoglykan (Murein),** bei dem Ketten aus zwei Aminozuckern über Peptidketten vernetzt sind. Die Verknüpfung beider erfolgt durch Transpeptidasen. Diese sind gleichzeitig Bindestelle für β-Lactam-Antibiotika und werden deshalb auch als **Penicillin-Bindeproteine (PBP)** bezeichnet.

Nach dem Wandaufbau unterscheidet man grampositive und gramnegative Bakterien (▶ Tab. 2.1). **Grampositive** Bakterien haben eine dicke Mureinschicht, **gramnegative** Bakterien haben eine dünne Mureinschicht sowie eine äußere Membran mit Lipid A und Polysaccharidketten (▶ Abb. 2.1). Der andersartige Aufbau bewirkt unterschiedliche Eigenschaften. Grampositive Bakterien sind stabiler gegen Umwelteinflüsse.

Manche Antibiotika wirken nur gegen gramnegative oder gegen grampositive Bakterien. Eine Ursache dafür ist, dass Antibiotika, deren Bindungsstellen (PBP) in der inneren Membran lokalisiert sind, diese bei gramnegativen Bakterien nur durch Poren in der äußeren Membran erreichen. Antibiotika, die diese Poren nicht passieren können, wirken nur gegen grampositive Bakterien.

## Viren

Viren sind infektiöse Einheiten, die aus Proteinen und Nukleinsäure (DNA oder RNA) bestehen (▶ Abb. 2.2). Sie besitzen keine Zellstruktur und keinen eigenen Stoffwechsel und benötigen daher zur Vermehrung eine **Wirtszelle.** Sie bringen ihre eigene Nukleinsäure in die Wirtszelle hinein und veranlassen die Zelle zur Produktion neuer Viren. Viren sind meist kleiner als 0,2 µm.

### Strukturmerkmale von Viren

▶ **Genom:** besteht aus RNA oder DNA jeweils doppel- oder einsträngig. Beispiele für RNA bzw. DNA-Viren enthält ▶ Tab. 2.2.
▶ **Kapsid:** Proteinmantel, der das Genom umgibt. Das Kapsid kann kubische oder helikale Struktur haben.
▶ **Lipidhülle:** kommt nicht bei allen Viren vor. Behüllte Viren sind empfindlicher gegen Detergenzien und organische Lösungsmittel.
▶ **Spikes:** sind Adhäsionsfaktoren auf der Oberfläche behüllter Viren zur Bindung an Wirtszellen.

### Replikation von Viren

Folgende Mechanismen dienen der Replikation von Viren:
▶ **Anhaftung (Adsorption):** Bindung an Rezeptoren der Wirtszelle
▶ **Penetration und Uncoating:** Einschleusung des Virusgenoms in die Wirtszelle

**Tab. 2.1:** Beispiele für grampositive und gramnegative Bakterien.

| Form | Grampositiv | Gramnegativ |
|------|-------------|-------------|
| **Kokken** | Staphylokokken<br>Streptokokken<br>Pneumokokken | Neisseria<br>Veillonella<br>Moraxella |
| **Stäbchen** | Listeria<br>Corynebacterium<br>Nocardia<br>Bacillus<br>Clostridium<br>Actinomyces<br>Propionibacterium | Enterobacteriaceae (E. coli u. a.)<br>Pseudomonas<br>Acinetobacter<br>Haemophilus<br>Pasteurella<br>Brucella<br>Bacteroides<br>Fusobacterium |
| **Spiralförmige** | | Treponema<br>Borrelia<br>Leptospira |

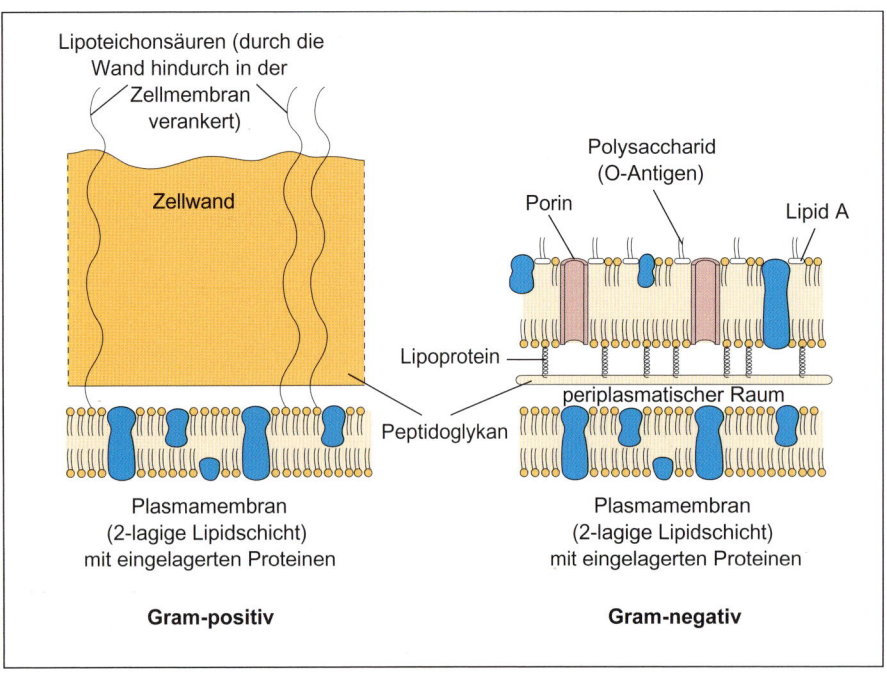

**Abb. 2.1:** Wandaufbau grampositiver und gramnegativer Bakterien. [E491]

▶ **Replikation:** Vermehrung viraler Nukleinsäure und von Virusbausteinen durch die Wirtszelle

▶ **Zusammenbau:** Die synthetisierten Bausteine werden zu neuen Viren zusammengesetzt.

▶ **Freisetzung:** Die Freisetzung der neuen Viren erfolgt entweder durch spezifische Prozesse (Exozytose, budding) oder den Tod der Wirtszelle.

## Folgen der Virusinfektion für die Wirtszelle

▶ **Zellzerstörung:** direkt durch zytolytische oder zytopathische Viren oder als Folge der immunpathologischen Wirtsreaktion, z. B. bei Hepatitis-Viren.

▶ **Latente Infektion:** Das Virusgenom bleibt in der Zelle vorhanden, die nicht beeinträchtigt wird, z. B. bei Herpes-Viren lebenslange symptomlose Persistenz.

▶ **Transformation:** Die Funktion der Zelle wird modifiziert, z. B. als Zellproliferation (Warzenbildung) oder Zelltransformation mit maligner Entartung (Tumor).

Zur Therapie von Virusinfektionen sind Antibiotika unwirksam. Es gibt jedoch einige antivirale Chemotherapeutika, die gegen bestimmte Viren wirksam sind (▶ Tab. 2.3).

## Pilze

Pilze sind **Eukaryonten** und bestehen aus einem Zellkern, einer Zellkernmembran, Zytoplasma, einer Zytoplasmamembran und einer **Zellwand,** die z. B. aus Chitin, Glukan und Mannan besteht. Die Zytoplasmamembran enthält als wichtige Lipidstruktur **Ergosterol.** Da diese Strukturen von Zellwand und Membran in menschlichen Zellen nicht vorkommen, sind sie wichtige Angriffsziele für antimykotische Substanzen. Von den weltweit vorkommenden ca. 300.000 Pilzarten sind nur wenige für den Menschen pathogen.

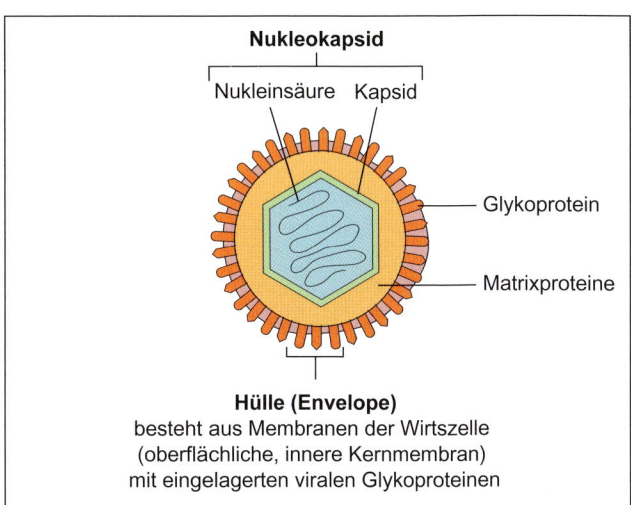

**Abb. 2.2:** Struktur eines Virus mit Hülle. [E491]

**Tab. 2.2:** Beispiele für RNA- bzw. DNA-Viren.

| Nukleinsäure | Mit Hülle | Ohne Hülle |
|---|---|---|
| **DNA** | ▶ Humane Herpesviren (HHV) 1–8<br>▶ Variola-Virus (Pocken)<br>▶ Hepatitis-B-Virus (HBV) | ▶ Adenovirus<br>▶ Humanes Papillomavirus (HPV)<br>▶ Parvovirus B19<br>▶ Polyomaviren |
| **RNA** | ▶ Influenza-Virus<br>▶ Parainfluenza-Virus<br>▶ Corona-Virus<br>▶ Masern-Virus<br>▶ Mumps-Virus<br>▶ Respiratory-syncytial-Virus (RSV)<br>▶ Röteln-Virus<br>▶ Hepatitis-C-Virus (HCV)<br>▶ Humanes Immundefizienz-Virus (HIV)<br>▶ Frühsommer-Meningoenzephalitis-(FSME-)Virus<br>▶ Lassa-Virus<br>▶ Dengue-Virus<br>▶ Gelbfieber-Virus<br>▶ Japan-B-Enzephalitis-Virus<br>▶ West-Nil-Virus<br>▶ Sindbis-Virus<br>▶ Hantaan-Virus<br>▶ Pappataci-Fieber-Virus<br>▶ Krim-Kongo-HF-Virus<br>▶ Puumula-Virus<br>▶ Rift-Valley-Fieber-Virus<br>▶ Ebola-Virus<br>▶ Marburg-Virus<br>▶ Tollwut-Virus | ▶ Astrovirus<br>▶ Hepatitis-A-Virus (HAV)<br>▶ Hepatitis-E-Virus (HEV)<br>▶ Norovirus<br>▶ Rotavirus<br>▶ Echovirus<br>▶ Poliovirus<br>▶ Rhinovirus |

**Tab. 2.3:** Antivirale Chemotherapeutika.

| Angriffsziel | Präparat | Wirkungsspektrum |
|---|---|---|
| Inhibitor der Ionenkanäle | Amantadin, Rimantadin | Influenza-A-Viren |
| Neuraminidase-Inhibitoren | Oseltamivir, Zanamivir | Influenza-Viren |
| Nukleosid-/Nukleotidanaloga | Aciclovir, Famciclovir, Valaciclovir | HSV 1 und 2, VZV |
| | Ganciclovir | CMV |
| | Brivudin | HSV 1, VZV |
| | Cidofovir | CMV |
| | Adefovir | HBV |
| | Tenofovir | HIV |
| Pyrophosphatanalogon | Foscarnet | CMV |
| Guanosinanaloga | Ribavirin | HCV |
| Nukleosidische Reverse-Transkriptase-Inhibitoren (NRTI) | Zidovudin, Stavudin, Lamivudin, Zalcitabin, Didanosin, Abacavir | HIV |
| Nichtnukleosidische Reverse-Transkriptase-Inhibitoren (NNRTI) | Nevirapin, Efavirenz, Delavirdin | HIV |
| Protease-Inhibitoren | Lopinavir, Ritonavir, Saquinavir, Indinavir, Nelfinavir | HIV |
| Fusionshemmer | Enfuvirtide | HIV |
| Immunmodulation | Interferon-alpha | HCV, HBV |

**Tab. 2.4:** DHSB-Klassifizierung.

| Gruppe | Gattungen |
|---|---|
| D = Dermatophyten | *Epidermophyton, Trichophyton, Microsporon* |
| H = Hefen | *Candida, Cryptococcus, Trichosporon* |
| S = Schimmelpilze | *Aspergillus, Penicillium* |
| B = biphasische Pilze | *Histoplasma, Coccidioides* |
| Andere | *Pneumocystis* |

Durch Pilze verursachte Krankheiten werden als Mykosen bezeichnet. Pilze sind 3–10 µm groß.

Pilze können als **Spross- oder Hefepilze** (Kugelform, z. B. *Candida, Cryptococcus*) oder als **Fadenpilze** (z. B. *Aspergillus*) vorkommen. Sprosspilze vermehren sich durch Sprossung, Fadenpilze durch Längenwachstum der Hyphen (= Pilzfäden). Die Einteilung medizinisch bedeutsamer Pilze erfolgt nach der DHSB-Klassifizierung (▶ Tab. 2.4).

Die meisten medizinisch bedeutsamen Pilze besitzen wenig Virulenzfaktoren. Sie können Infektionen nur verursachen, wenn sie „Gelegenheit" dazu haben (opportunistische Infektionen), z. B. bei eingeschränkter Immunfunktion oder prädisponierenden Faktoren. So kommen *Candida* als Besiedelungskeime auf Haut und Schleimhäuten vieler Personen vor, verursachen aber nur unter bestimmten Bedingungen, z. B. Selektion durch Antibiotika, lokale Infektionen (= Soor, z. B. Vaginalsoor, Mundsoor) oder bei Immundefizienz systemische Infektionen. Der häufigste Erreger ist *Candida albicans,* so benannt, weil er auf künstlichen Nährmedien weiß schimmernde Kolonien bildet (▶ Abb. 2.3).

*Cryptococcus neoformans* verursacht bei Patienten mit T-Zell-Defekt eine Meningitis (▶ Kap. 19).

Schimmelpilze wie *Aspergillus* kommen ubiquitär in der Umwelt vor. Gelangen sie bei Patienten mit Immundefizienz oder Lungenvorschädigung durch Inhalation in die Lunge, können sie schwere Infektionen verursachen.

**Dermatophyten** (Hautpilze) oder **biphasische Pilze** (z. B. Erreger außereuropäischer Systemmykosen wie *Histoplasma, Coccidioides*) verursachen auch bei Immunkompetenten Infektionen.

Pilze werden mit speziellen **Antimykotika** therapiert. Für systemische Mykosen stehen vier Wirkstoffgruppen zur Verfügung:

▶ Polyene (Amphotericin B, Nystatin)
▶ Basenanaloga (5-Flucytosin)
▶ Azole (Fluconazol, Itraconazol, Posaconazol, Voriconazol) und
▶ Echinocandine (Caspofungin, Anidulafungin, Micafungin)

Zum Wirkungsspektrum von Antimykotika ▶ Tab. 2.5.

## Protozoen

Protozoen (▶ Tab. 2.6) sind **einzellige Eukaryonten** mit einem Zellkern. Sie sind 1–300 µm groß und unterscheiden sich bezüglich Morphologie, Bewegungsorganen und Lebenszyklus. Sie kommen als **vegetative Formen (Trophozoiten)** oder umweltstabile **Dauerformen (Zysten, Oozysten)** vor. Sie vermehren sich je nach Spezies ungeschlechtlich durch Zellteilung oder sexuell durch Verschmelzung weiblicher und männlicher Gameten. Die Infektion erfolgt z. B. durch orale Aufnahme von umweltresistenten Stadien, die von einem Wirt ausgeschieden wurden oder parenteral durch einen Vektor, z. B. Insekten.

Zu den Antiprotozoenmitteln ▶ Tab. 2.7.

## Helminthen

Die humanpathogenen Würmer (▶ Tab. 2.8) werden unterteilt in **Bandwürmer (Zestoden)**, Rund- oder **Fadenwürmer (Nematoden)** und **Saugwürmer** bzw. **Egel (Trematoden)**. Der Mensch kann als Endwirt (Beherbergung von adulten geschlechtsreifen Würmern) oder Zwischenwirt (Entwicklung von Larven) dienen.

## Arthropoden

Arthropoden (Gliederfüßler) können den Menschen **stationär** oder **temporär** befallen. Sie saugen Blut oder ernähren sich von

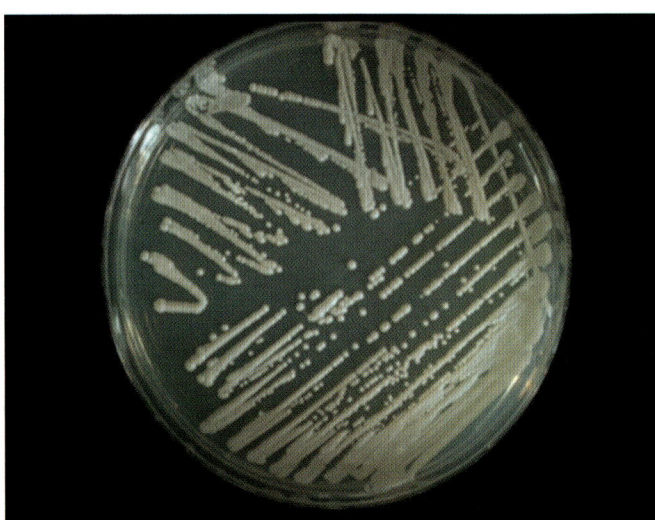

**Abb. 2.3:** *Candida-albicans*-Kolonien auf Sabouraud-Agar. [M598]

**Tab. 2.5:** Wirkungsspektrum von Antimykotika.

| Pilze | Polyene | Azole | | | Echinocandine | |
|---|---|---|---|---|---|---|
| | Amphotericin B | Fluconazol | Itraconazol | Voriconazol | Caspofungin | Anidulafungin |
| *Candida* | ++ | ++* | ++* | ++ | ++ | ++ |
| *Aspergillus* | ++ | 0 | + | ++ | ++ | ++ |
| *Cryptococcus* | ++ | ++ | ++ | ++ | 0 | 0 |

\* = außer *Candida glabrata, Candida krusei*
++ = gut wirksam, + = schwach wirksam, 0 = unwirksam

**Tab. 2.6:** Infektionen durch Protozoen.

| Erreger | Übertragungsweg/Vektor | Erkrankung/Symptome |
|---|---|---|
| *Entamoeba histolytica* | Fäkal-oral | Amöbiasis (Durchfall, Leberabszess) |
| *Giardia lamblia* | Fäkal-oral | Durchfall |
| Kryptosporidien | Fäkal-oral | Durchfall (Immundefizienz) |
| *Blastocystis hominis* | Fäkal-oral | Durchfall |
| *Trichomonas vaginalis* | Sexuell | Vaginalfluor |
| *Toxoplasma gondii* | Orale Aufnahme durch rohes Fleisch, Kontakt mit Katzenkot, diaplazentar | Toxoplasmose |
| *Plasmodium falciparum* | Stich von Anophelesmücke | Malaria tropica |
| *Plasmodium malariae* | Stich von Anophelesmücke | Malaria quartana |
| *Plasmodium ovale* | Stich von Anophelesmücke | Malaria tertiana |
| *Plasmodium vivax* | Stich von Anophelesmücke | Malaria tertiana |
| *Leishmania donovani* | Sandfliegen | Viszerale Leishmaniose |
| *Leishmania tropica, major, aethiopica* | Sandfliegen | Kutane Leishmaniose |
| *Leishmania braziliensis* | Sandfliegen | Mukokutane Leishmaniose |
| *Trypanosoma cruzi* | Raubwanzen | Chagas-Krankheit |
| *Trypanosoma brucei* | Tsetsefliegen | Schlafkrankheit |

**Tab. 2.7:** Wirksamkeit von Antiprotozoenmitteln.

| Erreger | Mittel |
|---|---|
| **Entamoeba histolytica** | Metronidazol, Tinidazol, Diloxanid, Paromomycin |
| **Giardia lamblia** | Metronidazol, Tinidazol |
| Leishmanien | Antimon-Präparate, Pentamidin, Amphotericin B, Miltefosine |
| Plasmodien | Mefloquin, Chloroquin, Primaquin, Tetracyclin, Chinin, Artemesin-Derivate |
| **Toxoplasma gondii** | Pentamidin, Sulfadiazin/Pyrimethamin, Clindamycin |
| **Trichomonas vaginalis** | Metronidazol, Tinidazol |

**Tab. 2.8:** Beispiele für medizinisch bedeutsame Helminthen.

| Einteilung | Arten | Bezeichnung |
|---|---|---|
| **Zestoden (Bandwürmer)** | *Taenia solium* | Schweinebandwurm |
| | *Taenia saginata* | Rinderbandwurm |
| | *Echinococcus granulosus* | Hundebandwurm |
| | *Echinococcus multilocularis* | Fuchsbandwurm |
| **Nematoden** | *Ascaris lumbricoides* | Spulwurm |
| | *Enterobius vermicularis* | Madenwurm |
| | *Trichinella spiralis* | Trichine |
| | *Trichuris trichiura* | Peitschenwurm |
| | *Ancylostoma duodenale* | Hakenwurm |
| **Trematoden** | *Schistosoma haematobium, mansoni, japonicum* | Pärchenegel |
| | *Fasciola hepatica* | Leberegel |

**Tab. 2.9:** Durch Arthropoden übertragene Infektionen.

| Vektor | Übertragene Erreger | Erkrankung |
|---|---|---|
| *Sacoptes scabiei* | | Skabies (Krätze) |
| *Pediculus capitis* (Kopflaus) | | |
| *Pediculus humanus corporis* (Kleiderlaus) | *Rickettsia prowazekii* | Fleckfieber |
| | *Borrelia recurrentis* | Rückfallfieber |
| *Pulex irritans* (Menschenfloh) | *Yersinia pestis* | Pest |
| Zecken | *Borrelia burgdorferi* | Lyme-Borreliose |
| | FSME-Virus | Frühsommermeningoenzephalitis |
| | Babesien | Babesiose |
| | *Ehrlichia* | Ehrlichiose |
| Sandmücken | Leishmanien | Leishmaniose |
| Anophelesmücke | Plasmodien | Malaria |
| Tsetsefliege | *Trypanosoma brucei rhodesiense, Trypanosoma brucei gambiense* | Schlafkrankheit |
| Stechmücken | Gelbfieber-Virus | Gelbfieber |
| | Dengue-Virus | Dengue-Fieber |

Körpergewebe. Dabei können sie Krankheiten verursachen oder andere Infektionserreger (Bakterien, Viren, Protozoen) übertragen (► Tab. 2.9).

► Erreger von Infektionen können Bakterien, Pilze, Viren oder Protozoen sein.
► Antibiotika wirken nur gegen Bakterien, nicht gegen Viren.
► Viren haben keinen eigenen Stoffwechsel, sie benötigen lebende Wirtszellen zur Vermehrung.
► Viren mit Lipidhülle sind leichter durch Detergenzien oder organische Lösungsmittel (Desinfektionsmittel) anzugreifen als unbehüllte Viren.
► Pilze wie *Candida* oder *Aspergillus* sind Erreger opportunistischer Infektionen, d. h., sie können nur bei Patienten mit Risikofaktoren Infektionen auslösen.

**ZUSAMMENFASSUNG**

# ▶ 3 DIAGNOSTIK VON INFEKTIONEN

## Klinische Untersuchung

Kommt ein Patient mit Beschwerden, erfolgt zunächst die klinische Untersuchung und Anamneseerhebung durch den behandelnden Arzt. Bei Verdacht auf eine Infektion sind meist weitere Schritte zur Sicherung der Diagnose notwendig.

> ▶ Hier erfolgt die wichtige Weichenstellung, die ganz entscheidend ist für das Infektionsmanagement und eine erfolgreiche Therapie.

Aus der Anamnese ergeben sich wichtige Hinweise auf eine Infektion oder ihre Differenzialdiagnose. Neben Symptomen, Fieber, Krankheitsdauer, Erkrankung weiterer Personen, Impfungen, Allergien, Medikamenteneinnahme usw., sollten Hinweise auf Infektionsquellen (Auslandsaufenthalt, Berufstätigkeit, Tierkontakt) beachtet werden. Die klinische Untersuchung umfasst abhängig von den Symptomen neben Inspektion (Hautausschlag, Wunden, Einstichstellen von Kanülen usw.) die Ermittlung von Fieber, Pulsfrequenz, die Auskultation von Herz und Lunge.

## Laborchemische Untersuchungen

Zur Differenzialdiagnose, ob eine Infektion oder eine andere Organerkrankung vorliegt, können **unspezifische Infektionsparameter** wegweisend sein:
▶ Leukozytenzahl (bei akuten bakteriellen Infektionen höhere Leukozytenzahlen als bei viralen Infektionen)
▶ Differenzialblutbild (Linksverschiebung bei bakteriellen Infektionen; Eosinophilie bei parasitologischen Infektionen oder Allergien)
▶ BSG
▶ C-reaktives Protein
▶ Procalcitonin

**Organspezifische** Parameter, z. B. Erhöhung der Leberenzyme bei Hepatitis, Anstieg von Bilirubin bei Gallenwegserkrankungen, weisen auf bestimmte Organerkrankungen hin.

## Apparative Untersuchungen

Bildgebende Verfahren tragen zur Sicherung der Verdachtsdiagnose bei.
▶ Röntgen (z. B. Thorax bei Pneumonie: Nachweis von Infiltraten)
▶ Sonografie (z. B. der Herzklappen bei Endokarditis: Vegetationen darstellbar)
▶ Computertomografie (CT) oder Magnetresonanztomografie (MRT): Darstellung von Organveränderungen, z. B. Abszesse, Osteomyelitis
▶ Szintigrafie: Nachweis von Anreicherung eines Markers (Radionuklid), z. B. in Entzündungsbereichen

## Erregernachweis

### Erregernachweis durch mikrobiologische Untersuchung

Bei Verdacht auf eine Infektion sollte ein Erregernachweis durch entsprechende Laboruntersuchungen angestrebt werden. Die besten Voraussetzungen zum Erfolg bietet eine enge Kooperation zwischen Mikrobiologie und Klinik/Einsender. Vom Einsender hängen die optimale Gewinnung des Untersuchungsmaterials und der korrekte Transport der Proben ab.

> ▶ Für eine zuverlässige mikrobiologische Diagnostik ist die Probenqualität entscheidend! Die geeignete Gewinnung von Untersuchungsmaterial und ein korrekter Transport der Proben sind unabdingbare Voraussetzung für das Gelingen des Erregernachweises

Wichtig ist die Information an das Labor! Eine sinnvolle Ergänzung oder Erweiterung der Untersuchungen mit entsprechender Beratung, Befundinterpretation und Therapieempfehlung seitens des Labors kann nur erfolgen, wenn möglichst umfangreiche Informationen über den Patienten vorliegen, z. B. über Symptome, evtl. Grunderkrankung (z. B. Immunsuppression), Prädispositionen, Antibiotikatherapie. Der Mikrobiologe im Labor hat, neben der korrekten Durchführung der Laboruntersuchungen und der Bewertung der Ergebnisse, die Aufgabe, den Kliniker in allen Fragen der Diagnostik und der Antibiotikatherapie zu beraten. Er sollte auf das gehäufte Auftreten multiresistenter Keime hinweisen und den Einsender über seine lokale Resistenzsituation unterrichten (▶ Tab. 3.1).

**Tab. 3.1:** Aufgaben von Einsendern und Mikrobiologen.

| Einsender | Mikrobiologie |
|---|---|
| Gewinnung und Transport von geeignetem Material | Beratung zu Materialgewinnung und Probentransport |
| Informationen über Patient, Symptome, Vorerkrankungen, Immundefizienz, Anamnese, Antibiotika | Durchführung Laboruntersuchungen |
| Umsetzung der Laborergebnisse, Resistogramme bei Therapieentscheidung | Interpretation der Ergebnisse |
|  | Informationen zu lokaler Resistenzsituation (Resistenzstatistik) Beratung zur Antibiotikatherapie |

> ▶ Eine enge Kooperation zwischen Labor und Einsender/Kliniker bietet die besten Voraussetzungen für den Erfolg von Diagnostik und Antibiotikatherapie.

## Direkter Erregernachweis

Um Erreger oder ihre Bestandteile direkt nachzuweisen, gibt es verschiedene Methoden.

**Mikroskopie:** Liefert die schnellsten Ergebnisse, ob eine Probe Erreger enthält (z. B. bei Malaria, Parasiteneier, Bakterien oder Pilze). Sie kann als natives Direktpräparat oder nach Spezialfärbungen durchgeführt werden (z.B. Gram-, Giemsa-Färbung; Ziehl-Neelsen-Färbung zum Nachweis säurefester Bakterien). Um Erreger mikroskopisch zu entdecken, muss allerdings eine bestimmte Keimdichte vorhanden sein. Bei der Identifizierung von Bakterien spielt neben der Form und Lagerung das Verhalten in der Gram-Färbung eine wichtige Rolle. Durch ihr unterschiedliches Färbeverhalten werden grampositive und gramnegative Bakterien unterschieden, die wegen ihrer unterschiedlichen Eigenschaften andere Antibiotika erforderlich machen (▶ Tab. 2.1). Viren können im Elektronenmikroskop sichtbar gemacht werden.

**Kultureller Erregernachweis, Identifizierung, Resistenztestung:** Bakterien und Pilze können auf künstlichen Nährmedien angezüchtet werden. Diese sichere Nachweismethode erfordert jedoch Zeit, da frühestens nach 16 bis 18 Stunden ein Ergebnis vorliegt; bei langsam wachsenden Erregern (z.B. Mykobakterien) dauert es Tage oder Wochen (▶ Tab. 3.2). Die isolierten Erreger werden anschließend identifiziert (biochemisch, serologisch u. a.) und eine Resistenztestung durchgeführt.

Viele Viren lassen sich in Zell- oder Gewebekulturen anzüchten.

> Die Anzüchtung **lebender** Mikroorganismen ist die Voraussetzung für eine Resistenztestung.

**Tab. 3.2:** Untersuchungsdauer bei kulturellem Erregernachweis.

| Dauer | Erreger |
|---|---|
| 16–24 Stunden | Schnellwachsende Bakterien, z. B. Staphylokokken, Streptokokken, Enterokokken, *Enterobacteriaceae* u. a. |
| 24–48 Stunden | Anaerobier, Nonfermenter, *Candida* u. a. |
| 5–10 Tage | Langsam wachsende Anaerobier, Aktinomyceten, Nokardien, Legionellen, *Aspergillus* u. a. |
| 3–6 Wochen | Mykobakterien |

**Antigennachweis:** Erregerspezifische Bestandteile können in Untersuchungsproben nachgewiesen werden, z. B. Antigene von Legionellen oder Pneumokokken im Urin, Antigen von Aspergillus im Serum der Patienten.

**Nachweis erregerspezifischer Nukleinsäure (PCR):** Der Nachweis erregerspezifischer DNA, RNA erfolgt mittels spezifischer Primer. Mit dieser Methode lassen sich nicht kultivierbare Erreger, Viren oder durch Antibiotika abgetötete Bakterien nachweisen.

## Indirekter Erregernachweis

**Nachweis spezifischer Antikörper im Serum:** Im Verlauf von Infektionen entwickeln immungesunde Patienten spezifische Antikörper, deren signifikanter Anstieg einen Hinweis auf die durchgemachte Infektion liefert. Zum Nachweis des Antikörpertiters stehen diverse serologische Methoden zur Verfügung, z. B. ELISA, Agglutinations-, Hämagglutinationstest, Komplementbindungsreaktion, Immunfluoreszenztest, Immunoblot u. a. Manche Tests unterscheiden zwischen IgG- und IgM-Antikörpern. IgG-Antikörper persistieren jahrelang, IgM-Antikörper weisen auf eine frische Infektion hin.
**Testung der Immunreaktion des Patienten auf mikrobielle Antigene:** Der erneute Kontakt mit einem Antigen löst messbare Reaktionen im Immunsystem des Patienten aus, z. B. Tuberkulintest, Quantiferon-Test auf Mykobakterien.

**Tab. 3.3:** Material von sterilen und kontaminierten Körperstellen (Normalflora).

| Sterile Proben | ▶ Blut<br>▶ Knochenmark<br>▶ Liquor<br>▶ Punktate aus Körperhöhlen<br>▶ Gewebe<br>▶ Biopsien<br>▶ Bronchoalveoläre Lavage<br>▶ Katheterurin |
|---|---|
| Proben mit Normalflora | ▶ Rachen<br>▶ Nase<br>▶ Haut<br>▶ Gehörgang<br>▶ Genitalbereich<br>▶ Mittelstrahlurin<br>▶ Sputum<br>▶ Stuhl |

> In Material, das von sterilen Körperstellen stammt, ist jeder Keimnachweis verdächtig für einer Infektion. In Material mit physiologischen Florakeimen müssen diese von Infektionskeimen unterschieden werden.

## Entnahme und Transport von Untersuchungsmaterial

Der kulturelle Erregernachweis von Bakterien oder Pilzen mit Resistenztestung benötigt **lebende Mikroorganismen.** Sinnvolle Ergebnisse sind nur möglich bei optimaler Gewinnung und korrektem Transport des Untersuchungsmaterials.

> Eine lange Transportdauer muss vermieden werden!

Empfindliche Erreger überleben eine lange Transportdauer nicht, pathogene Erreger werden durch die Standortflora überwuchert, anaerobe Bakterien werden durch Sauerstoff abgetötet. Am optimalsten ist eine Transportdauer < **4 Stunden.** Ist dies nicht zu gewährleisten, sollten **Transportmedien** verwendet werden.

> Wichtig ist die Gewinnung von Untersuchungsmaterial **vor** Beginn der Antibiotikatherapie!

**Materialgewinnung:**
▶ Das Material muss vom **Infektionsort** stammen, z. B. Sputum ist Sekret aus den tiefen Atemwegen, keine Spucke aus der Mundhöhle!
▶ Material, das **physiologische Florakeime** (Sputum, Bronchialsekret) oder Kontaminationskeime enthält (Urin), oder bei dem eine **Keimquantifizierung** notwendig ist (Urin), sollte bei 4 °C nicht länger als 12 Stunden gelagert werden, da sonst Überwucherungen der Normalflora bzw. Veränderungen der Keimzahlen stattfinden.
▶ **Sterile** Materialien (Liquor, Punktate; ▶ Tab. 3.3) müssen unter streng aseptischen Bedingungen gewonnen und bei Raumtemperatur gelagert werden, damit empfindliche Keime überleben. Bei längerer Transportzeit ist eine Verimpfung in Blutkulturflaschen möglich.
▶ **Abstriche, Eiter:** bei Material aus tiefen Wunden oder Körperhöhlen spielen **anaerobe Keime** eine wichtige Rolle, daher anaerobe Transportmedien verwenden.
▶ **Blutkulturen:** sollten bei jedem Patient mit Verdacht auf Bakteriämie oder unklarem Fieber vor Beginn der Antibiotikatherapie, am besten im Fieberanstieg, angelegt werden. Entnahme durch Venenpunktion. 5–10 ml Blut je Flasche (nach Angaben des Herstellers). Eventuell 1- bis 2-mal wiederholen. Unter Antibiotikatherapie Entnahme im Talspiegel, Flaschen mit Adsorberharzen verwenden.
▶ **Serum:** zur serologischen Diagnostik geeignet (Nachweis spezifischer Antikörper). Lagerung 4 °C.
▶ **EDTA-Plasma:** geeignet zum Nukleinsäurenachweis (PCR)

---

> ▶ Die Diagnostik von Infektionen beruht im Wesentlichen auf dem mikrobiologischen Erregernachweis.
> ▶ Der kulturelle Erregernachweis von Bakterien weist lebende Mikroorganismen nach und ist die Voraussetzung für eine Resistenztestung.
> ▶ Das Gelingen hängt ab von der Qualität des Untersuchungsmaterials.
> ▶ Eine lange Transportdauer muss vermieden werden!
> ▶ Bei Patienten mit Fieber und Verdacht auf bakterielle Infektion sollten vor Beginn der Antibiotikatherapie Blutkulturen entnommen werden.

**ZUSAMMENFASSUNG**

## Allgemeines

Antibakteriell wirksame Substanzen werden heute als „Antibiotika" bezeichnet, unabhängig davon, ob es sich um Antibiotika im engeren Sinne handelt (antibakterielle Stoffe, die von Pilzen oder Bakterien produziert werden) oder um semi- oder vollsynthetisch hergestellte Substanzen. Die Substanzen sollten möglichst wirksam gegen Erreger sein und möglichst wenige Nebenwirkungen an menschlichen Zellen verursachen, d. h., sie sollten an Zielen angreifen, die nur bei den Erregern, aber nicht auf menschlichen Zellen vorkommen (**selektive Toxizität**).

Unterschiedliche Antibiotika-Wirkstoffgruppen greifen bei Bakterien an unterschiedlichen Zielen an: manche hemmen die Zellwandsynthese, andere greifen in die Protein- oder Nukleinsäuresynthese der Bakterien ein oder stören die Zellmembranfunktion (▶ Abb. 4.1). In ▶ Tab. 4.1 sind die wichtigsten im Handel befindlichen Antibiotika aufgeführt.

## Wirkungsspektrum

Jedes Antibiotikum hat ein spezifisches Wirkungsspektrum, es wirkt nur gegen bestimmte Bakterienspezies. Manche wirken nur gegen grampositive oder gramnegative, aerobe oder anaerobe Bakterien oder sind unterschiedlich stabil gegen bakterielle β-Lactamasen. Gegen Keime außerhalb ihres Wirkungsspektrums besitzen Antibiotika eine natürliche Resistenz, z. B. haben Cephalosporine immer eine Wirkungslücke gegen Enterokokken.

Man unterscheidet **Breitspektrumantibiotika**, die gegen eine Vielzahl von Bakterienspezies wirksam sind, und **Schmalspektrumantibiotika,** die nur gegen wenige Bakterienspezies wirken und deshalb einen geringeren Selektionsdruck bewirken.

## Resistenztestung

Bei der Resistenztestung wird die In-vitro-Wirksamkeit von Antibiotika gegen die Erreger ermittelt, z. B. im Agardiffusionstest oder im Reihenverdünnungstest durch Bestimmung der minimalen Hemmkonzentration (MHK). Die MHK ist die Konzentration eines Antibiotikums, die den Keim am Wachstum hemmt. Ein Antibiotikum ist **sensibel,** wenn die im Gewebe erreichbaren untoxischen Konzentrationen höher sind als die MHK des Erregers.

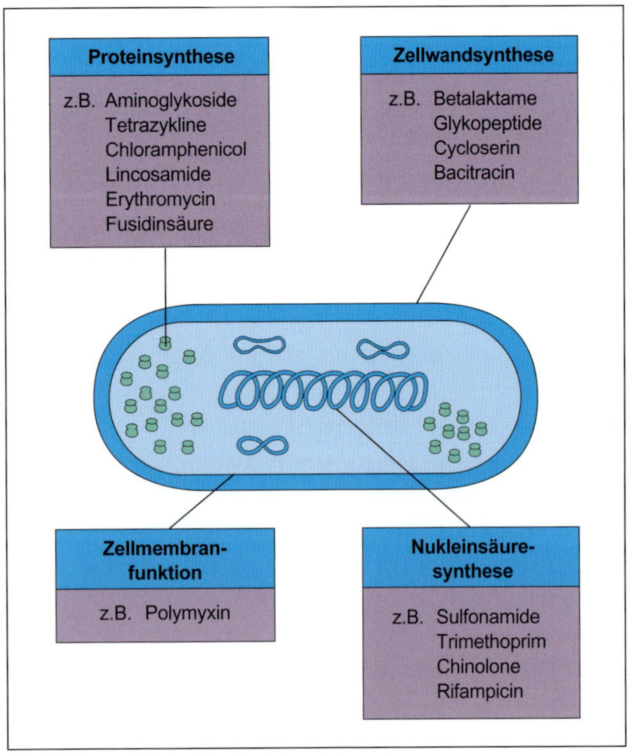

## Kalkulierte und gezielte Therapie

Die Therapie mit Antibiotika kann „gezielt" erfolgen nach Erregernachweis und Resistenztestung, oder „kalkuliert" (empirisch) nach Erregerwahrscheinlichkeit.

Bei **ambulant erworbenen** Infektionen ist das Erregerspektrum und die Empfindlichkeit der Erreger meist „vorhersehbar", d. h. durch eine **kalkulierte** Therapie gut erfassbar. Bei **nosokomialen** Infektionen ist mit einem unvorhersehbaren Erregerspektrum mit variabler Resistenz zu rechnen. Hier sollte unbedingt ein Erregernachweis mit **gezielter** Therapie angestrebt werden.

Bei lebensbedrohlichen Situationen, z. B. Sepsis, Pneumonie, kann der Erregernachweis nicht abgewartet werden, es muss so früh wie möglich mit einer effizient wirksamen Antibiotikatherapie begonnen werden. Diese muss bei lebensbedrohlichen Infektionen alle infrage kommenden Erreger umfassen. Nach Erregernachweis kann die Therapie angepasst und gezielt weiterbehandelt werden (**Deeskalation**).

Die **kalkulierte Initialtherapie** berücksichtigt:
▶ das typische Erregerspektrum der jeweiligen Infektion
▶ das Wirkungsspektrum der Antibiotika
▶ die lokale Resistenzsituation (nosokomiale Infektionen!)
▶ die klinische Situation des Patienten, Risikofaktoren
▶ Organfunktionen des Patienten
▶ Nebenwirkungen des Antibiotikums
▶ Gewebepenetration des Antibiotikums an den Infektionsort

## Wahl des Antibiotikums

Für die Wahl eines Antibiotikums müssen neben der In-vitro-Wirksamkeit Patientenfaktoren und pharmakologische Eigenschaften der Substanzen berücksichtigt werden (▶ Abb. 4.2).

Jede Antibiotikatherapie sollte individuell an den Patienten angepasst sein und muss folgende Aspekte berücksichtigen:
▶ Schwere der Grunderkrankung
▶ disponierende Grunderkrankungen

**Abb. 4.1:** Angriffsziele von antibakteriellen Substanzen. [E491]

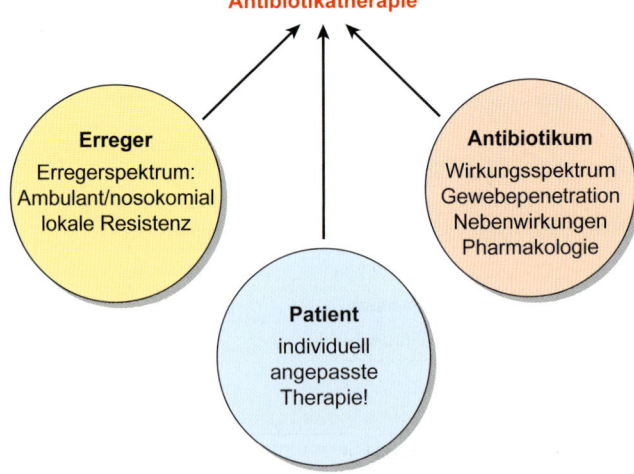

**Kriterien zur Wahl eines Antibiotikums**

**Abb. 4.2:** Kriterien zur Wahl eines Antibiotikums. [M598, L231]

**Tab. 4.1:** Antibiotika.

| Substanzen | Präparate | Handelsnamen |
|---|---|---|
| **Penicilline** | | |
| **Benzylpenicillin** | Penicillin G (i. v.) | Infectocillin |
| **Phenoxymethylpenicillin** | Penicillin V (oral) | Infectocillin, Isocillin u. a. |
| **Isoxazolylpenicilline** | Flucloxacillin | Staphylex u. a. |
| **Aminobenzylpenicilline** | Ampicillin | Ampicillin-ratiopharm |
| | Amoxicillin | Infectomox, Amoxibeta u. a. |
| Kombination mit β-Lactamase-Inhibitor | Ampicillin/Sulbactam = Sultamicillin | Unacid |
| | Amoxicillin/Clavulansäure | Augmentan, Amoxiclav u. a. |
| **Acylaminopenicilline** | Mezlocillin | Mezlocillin |
| | Piperacillin | Piperacillin |
| Kombination mit β-Lactamase-Inhibitor | Piperacillin/Tazobactam | Tazobac |
| | Piperacillin/Sulbactam | Piperacillin/Combactam |
| **Cephalosporine** | | |
| **Gruppe 1** | Cefazolin | Cefazolin, Basocef u. a. |
| **Gruppe 2** | Cefuroxim | Cefuroxim |
| **Gruppe 3a** | Cefotaxim | Claforan |
| | Ceftriaxon | Rocephin |
| **Gruppe 3b** | Ceftazidim | Fortum |
| | Cefepim | Maxipime |
| **Orale Cephalosporine** | Cefalexin | Cefalex |
| | Cefaclor | Panoral |
| | Cefadroxil | Grüncef |
| | Cefuroxim-axetil | Elobact |
| | Ceftibuten | Keimax |
| | Cefpodoxim | Podomexef |
| | Cefixim | Cephoral |
| **Carbapeneme** | Imipenem/Cilastatin | Zienam |
| | Meropenem | Meronem |
| | Ertapenem | Invanz |
| **Monobactame** | Aztreonam | Cayston |
| **Aminoglykoside** | Gentamicin | Refobacin u. a. |
| | Tobramycin | Gernebcin u. a. |
| | Amikacin | Amikacin |
| **Chinolone** | Ofloxacin | Tarivid u. a. |
| | Levofloxacin | Tavanic u. a. |
| | Ciprofloxacin | Ciprobay u. a. |
| | Moxifloxacin | Avalox |
| **Makrolide** | Erythromycin | Infectomycin, Paediathrocin u. a. |
| | Clarithromycin | Klacid u. a. |
| | Roxythromycin | Rulid u. a. |
| **Azalide** | Azithromycin | Zithromax u. a. |
| **Glykopeptide** | Vancomycin | Vancomycin |
| | Teicoplanin | Targocid |
| **Lincosamide** | Clindamycin | Sobelin u. a. |

**Tab. 4.1:** Antibiotika. (Forts.)

| Substanzen | Präparate | Handelsnamen |
|---|---|---|
| **Tetracycline** | Tetracyclin | Tetracyclin u. a. |
| | Doxycyclin | Doxycyclin u. a. |
| | Minocyclin | Minocyclin-ratiopharm u. a. |
| **Sulfonamide/Diamino-pyrimidine** | Sulfamethoxazol/Trimethoprim | Cotrimoxazol u. a. |
| **Oxazolidinone** | Linezolid | Zyvoxid |
| **Ansamycine** | Rifampicin | Eremfat u. a. |
| | Rifaximin | Xifaxan |
| **Nitroimidazole** | Metronidazol | Clont u. a. |
| **Fosfomycin** | Fosfomycin | Infectofos |
| | Fosfomycin-Trometamol | Monuril |
| **Glycylcycline** | Tigecyclin | Tygacil |
| **Lipopeptide** | Daptomycin | Cubicin |

▶ Antibiotika-Anamnese
▶ Alter (z. B. Kinder < 9 Jahren keine Tetracycline)
▶ Organfunktion (Niere, Leber)
▶ Allergien
▶ evtl. Schwangerschaft

> Wichtig ist es, eine **ausreichende Antibiotikakonzentration** am Infektionsort zu erreichen.

Antibiotika diffundieren unterschiedlich in Gewebe. Nur wenige erreichen ausreichende Spiegel in Knochen (z. B. Clindamycin, Chinolone), Prostata oder Liquorraum (▶ Tab. 4.2). In schlecht durchblutetes oder nekrotisches Gewebe werden Antibiotika nur unzureichend transportiert. Keime, die in Phagozyten überlebensfähig sind (z. B. Chlamydien, Legionellen, Coxiellen), können nur mit Antibiotika therapiert werden, die eine ausreichende Wirksamkeit im Phagolysosom der Zellen erreichen (z. B. Makrolide, Tetracycline, Chinolone).

**Tab. 4.2:** Gewebepenetration von Antibiotika.

| Präparate | Lunge | Galle | Leber | Knochen | Liquor* | Urin |
|---|---|---|---|---|---|---|
| Penicilline | ++ | ++ | ++ | ++ | + | ++ |
| Cephalosporine | ++ | ++[1] | | ++ | +/++[2] | ++[3] |
| Carbapeneme | ++ | ++ | ++ | ++ | ++ | ++ |
| Chinolone | ++ | ++ | ++ | ++ | + | ++ |
| Aminoglykoside | + | + | + | + | (+) | ++ |
| Fosfomycin | ++ | ++ | ++ | ++ | ++ | ++ |
| Glykopeptide | ++ | ++ | ++ | (+) | (+)[4] | ++ |
| Linezolid | ++ | ++ | | ++ | ++ | |
| Rifampicin | ++ | ++ | ++ | ++ | ++ | ++ |

**Tab. 4.2:** Gewebepenetration von Antibiotika. *(Forts.)*

| Präparate | Lunge | Galle | Leber | Knochen | Liquor* | Urin |
|---|---|---|---|---|---|---|
| Clindamycin | | ++ | | ++ | 0 | + |
| Doxycyclin | + | ++ | ++ | ++ | + | ++ |

++ = gute Penetration, + = mäßige Penetration, (+) schlechte Penetration, 0 = keine Penetration
* bei Meningitis
[1] Ceftriaxon
[2] Cephalosporine Gruppe 3
[3] außer Ceftriaxon
[4] Teicoplanin keine Liquorgängigkeit

## Kombinationstherapie

Eine Kombination verschiedener Antibiotika kann sinnvoll sein zur:
▶ Erweiterung des Wirkungsspektrums (z. B. gegen aerobe und anaerobe Keime)
▶ Erzielung einer synergistischen Wirkung (z. B. β-Lactam-Antibiotikum plus Aminoglykosid)
▶ Verzögerung von Resistenzentwicklungen (z. B. bei *P. aeruginosa* oder Mykobakterien)
▶ Inaktivierung von β-Lactamasen (z. B. Breitbandpenicilline plus β-Lactamase-Inhibitor)
▶ Synthesehemmung bakterieller Toxine (z. B. greift Clindamycin in den Proteinstoffwechsel der Bakterien eine und stoppt die Toxinproduktion bei Toxic-Schock-Syndrom)

## Therapiedauer

Grundsätzlich sollte jede Antibiotikatherapie **nach 2–4 Tagen** reevaluiert werden. Bei unzureichender Wirksamkeit sind eine Änderung der Therapie sowie mikrobiologische Kontrollen notwendig, um Resistenzentwicklungen oder einen Keimwechsel zu erkennen. Die Therapiedauer richtet sich nach der klinischen Situation. Bei akuten Infektionen (Pneumonie, Pyelonephritis) ist meist eine Therapiedauer von 7–10 Tagen ausreichend. Bei Infektionsherden in schlecht zu erreichenden Kompartimenten oder chronischen Infektionen (z. B. Osteomyelitis, Endokarditis) ist eine Therapiedauer von mehreren Wochen notwendig.

## Therapieversagen

Zeigt eine Antibiotikatherapie nicht die gewünschte Wirkung, können mehrere Faktoren ursächlich sein:
▶ In-vitro-Unwirksamkeit des Antibiotikums
▶ sekundäre Resistenzentwicklung
▶ Erregerwechsel
▶ Unterdosierung des Antibiotikums
▶ unzureichende Konzentration am Infektionsort (z. B. Nekrosen, Abszesse, Empyeme): Herdsanierung erforderlich!

▶ Antibiotika sind kostbare Substanzen, die möglichst rational angewendet werden müssen.
▶ Jede Antibiotikatherapie muss individuell an den Patienten anpasst sein.
▶ Antibiotika wählen, die ausreichende Konzentrationen am Infektionsort erreichen.
▶ Mit systemischer Antibiotikatherapie nur klinisch manifeste Infektionen behandeln, keine lokalen Besiedelungen!

## Multiresistente Problemkeime

Multiresistente grampositive und gramnegative Bakterien nehmen immer mehr zu, insbesondere bei Intensivpatienten. Dies erfordert besondere Therapiestrategien. Die **Früherkennung** solcher Keime ist eine wichtige Voraussetzung für eine effektive Therapie und um durch geeignete Hygiene- und Isolierungsmaßnahmen ihre Ausbreitung zu verhindern.

## Methicillin-resistente *Staph. aureus* (MRSA)

MRSA sind durch Veränderung ihres Penicillin-Bindeproteins 2 (PBP2) gegen alle im Handel befindlichen β-Lactam-Antibiotika resistent und nur mit wenigen Antibiotika therapierbar. Sie sind in Krankenhäusern, aber auch im ambulanten Bereich, in Pflege- und Altenheimen verbreitet. Reservoir sind symptomlos besiedelte Personen, meist in Nase, Rachen oder Haut. Eine Erkrankung droht nur, wenn Eintrittspforten vorhanden sind, z. B. Wunden, Katheter, Beatmung.
Um besiedelte Patienten frühzeitig zu erkennen, ist ein **Screening bei Krankenhausaufnahme** zu empfehlen. Eine systemische Antibiotikatherapie ist nur bei klinisch manifesten Infektionen erforderlich.
Therapieoptionen sind Glykopeptide (Vancomycin, Teicoplanin), Linezolid, Tigecyclin, Daptomycin oder Kombinationen mit Fosfomycin, Rifampicin (Testung erforderlich; ▶ Tab. 4.3).
Besiedelungen werden durch lokale Applikation antibakterieller Substanzen behandelt (Mupirocin-Nasensalbe, Hautwaschungen mit desinfizierenden Substanzen).

**Tab. 4.3:** Reserveantibiotika für multiresistente grampositive Erreger.

| Präparate | MRSA | MRSE | VRE |
|---|---|---|---|
| Vancomycin | ++ | ++ | 0 |
| Teicoplanin | ++ | ++ | 0 |
| Linezolid | ++ | ++ | ++ |
| Fosfomycin | ++[1] | ++[1] | 0 |
| Rifampicin | ++[1] | ++[1] | +[1] |
| Tigecyclin[2] | ++ | ++ | ++ |
| Daptomycin[3] | ++ | ++ | |

++ = gute Wirksamkeit, + = mäßige Wirksamkeit, 0 = keine Wirksamkeit
[1] zur Kombination nach Testung
[2] Zulassung für komplizierte Wund- und Weichteilinfektionen, komplizierte intraabdominelle Infektionen
[3] Zulassung für Haut- und Weichteilinfektionen, Endokarditis, Bakteriämie

## Methicillin-resistente *Staph. epidermidis* (MRSE)

*Staphylococcus epidermidis* sind wenig pathogene Hautkeime. Sie haften besonders gut an Plastikoberflächen und bilden Biofilme, durch die sie sich der körpereigenen Abwehr und der Wirkung von Antibiotika entziehen. Sie sind daher im Zusammenhang mit **Plastik-assoziierten Infektionen** (Katheter, Drainagen, Implantate) von Bedeutung. Zur Therapie ist meist die Entfernung des infizierten Fremdmaterials notwendig. Mehr als 80 % der Stämme sind gegen Methicillin und andere β-Lactam-Antibiotika resistent. Wegen ihrer geringen Virulenz ist eine Antibiotikatherapie nur bei klinischer Manifestation erforderlich.

## Vancomycin-resistente Enterokokken (VRE)

Enterokokken sind fakultativ pathogene Darmkeime *(E. faecalis, E. faecium)*. Gelangen sie außerhalb ihres natürlichen Standorts in andere Organe, können sie dort Infektionen verursachen (Harnwegsinfektionen, Peritonitis, Katheterinfektionen u. a.). Durch ihre natürliche Resistenz gegen viele Antibiotika (Cephalosporine, Aminoglykoside) sind nur wenige Antibiotika wirksam (z. B. Aminopenicilline, Carbapeneme, Glykopeptide). Besonders Stämme von *E. faecium* haben zunehmend Resistenzen gegen diese Substanzen entwickelt, auch gegen Glykopeptide wie Vancomycin oder Teicoplanin. Ursächlich dafür wird die Selektion solcher Stämme durch häufige Anwendung von Vancomycin angesehen (Therapie von MRSA, MRSE oder die orale Applikation bei *C.-difficile*-assoziierter Diarrhö). Eine Therapie solcher multiresistenter Stämme ist nur durch neue, teuere Antibiotika möglich (z. B. Linezolid, Tigecyclin; ▶ Tab. 4.3).

## Multiresistente Enterobakterien

In den letzten Jahren breiten sich multiresistente Enterobakterien aus, insbesondere *E. coli* und Klebsiellen, die **Breitspektrum-β-Lactamasen** (extended spectrum betalactames = ESBL) produzieren, mit denen sie alle β-Lactam-Antibiotika mit Ausnahme der Carbapeneme inaktivieren. Sie besitzen oft zusätzliche Resistenzgene, sodass auch Chinolone, Aminoglykoside und Tetracycline häufig unwirksam sind. Die genetische Information für die Resistenzen befindet sich oft auf Plasmiden, die horizontal auch an andere Spezies weitergegeben werden, z. B. in der Darmflora, die Ausgangsquelle für die meist endogen entstehenden Infektionen ist. Diese multiresistenten Erreger sind oft nur durch Carbapeneme, Tigecyclin oder Fosfomycin (nach Testung) behandelbar. Eine systemische Therapie sollte nur bei klinisch manifesten Infektionen erfolgen. **Carbapenem-resistente** Enterobakterien, insbesondere Klebsiellen, sind in Deutschland noch selten. In anderen Ländern (Asien, Südeuropa) sind sie bereits weit verbreitet. Solche Erreger sind nur nach Testung z. B. mit Tigecyclin oder Colistin therapierbar (▶ Tab. 4.4).

## Multiresistente Pseudomonas und Acinetobacter-Stämme

Die Zunahme multiresistenter Enterobakterien bedingt einen Anstieg des Carbapenem-Verbrauchs. Das führt zur Selektion primär Carbapenem-resistenter *Stenotrophomonas*- und *Burkholderia*-Stämme und zu einer Zunahme sekundärer Carbapenem-Resistenz bei *P. aeruginosa*. Nonfermenter sind Feuchtkeime, vermehren sich in Feuchtquellen wie Luftbefeuchter, Waschbecken, Infusionslösungen u. a. und sind gefürchtete Erreger nosokomialer Infektionen. Multiresistente *Acinetobacter*-Stämme sind im Ausland weit verbreitet und oft nur noch mit Colistin therapierbar (nach Testung; ▶ Tab. 4.4).

**Tab. 4.4:** Wirksamkeit von Reserveantibiotika gegen multiresistente gramnegative Bakterien.

| Präparate | ESBL-Enterobacteriaceae | ESBL + Carbapenem-resistente Enterobacteriaceae | P. aeruginosa | Acinetobacter |
|---|---|---|---|---|
| Chinolone | ++/0* | ++/0* | ++/0* | ++/0* |
| Fosfomycin | ++* | ++* | 0 | 0 |
| Tigecyclin | ++* | ++* | 0 | 0 |
| Ertapenem | ++ | 0 | 0 | 0 |
| Imipenem/Meropenem | ++ | 0 | ++* | ++/0* |
| Colistin | ++ | ++ | ++ | ++ |

++ = gute Wirksamkeit, 0 = keine Wirksamkeit
\* = nach Testung

Multiresistente Bakterien haben dramatisch zugenommen. Ihre Früherkennung ist wichtig für eine adäquate Therapie.

Die Wahl eines Antibiotikums berücksichtigt:
▶ Erregerwahrscheinlichkeit
▶ Wirkungsspektrum und Gewebegängigkeit des Antibiotikums
▶ lokale Resistenzsituation
▶ Häufigkeit multiresistenter Erreger
▶ Patientenfaktoren: Schwere der Erkrankung, Organfunktion, Alter, Antibiotikaanamnese

**ZUSAMMENFASSUNG**

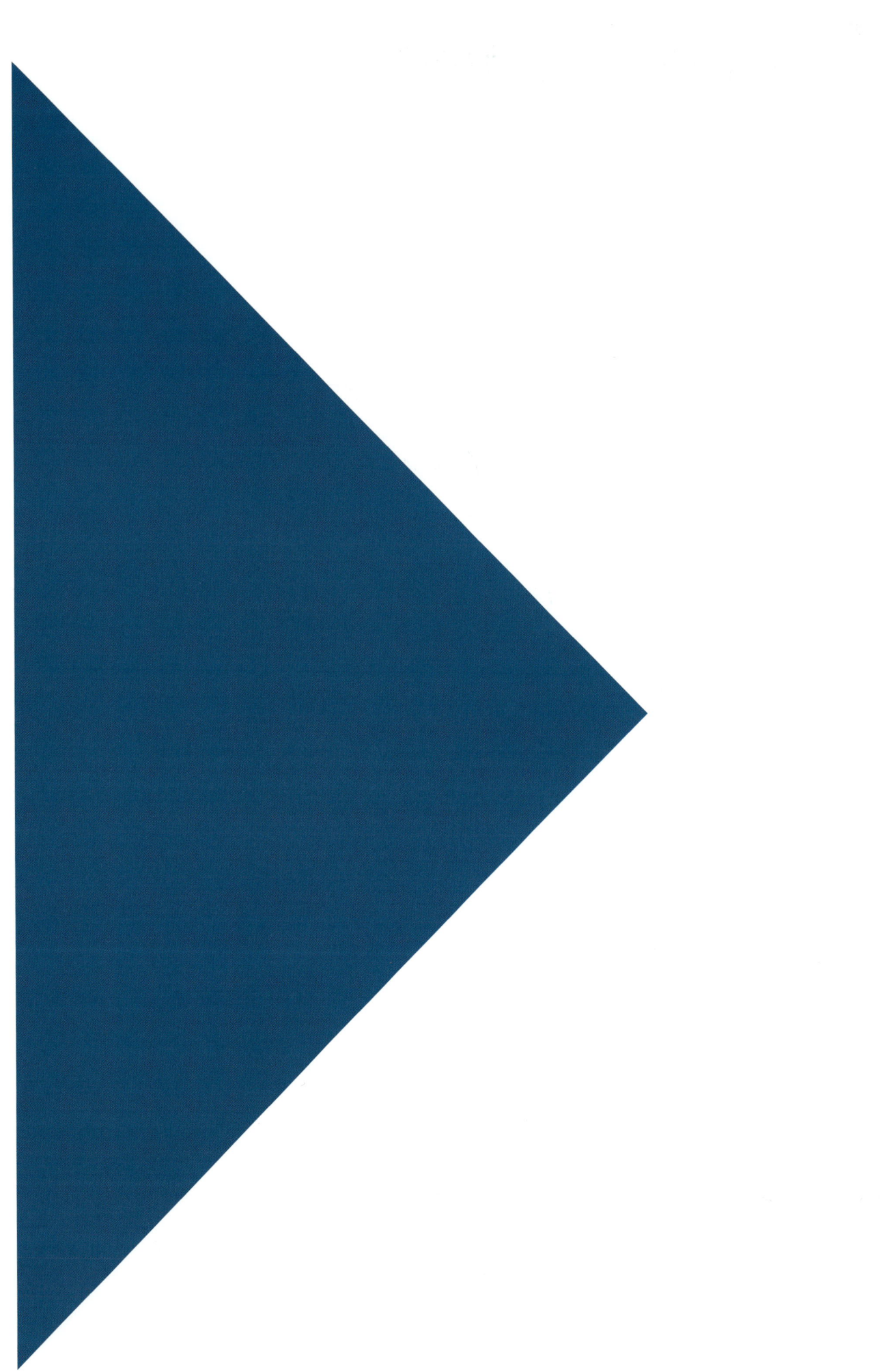

# Spezieller Teil

## „Erkältung, grippaler Infekt"

Fast jeder Erwachsene leidet ein- bis viermal pro Jahr an einer Erkältung, Kinder häufiger, besonders in der kalten Jahreszeit. Die Erreger sind zahlreiche Viren, die im Nasopharyngealsekret ausgeschieden und durch Tröpfchen- oder Schmierinfektion (Hände!) übertragen werden: am häufigsten **Rhinoviren** (20–50 %) und **Coronaviren** (20 %), seltener Adeno-, Parainfluenza-Viren, RSV.

### Klinik

Husten, seröser Schnupfen, Heiserkeit, Halsschmerzen, Krankheitsgefühl, Gliederschmerzen, Fieber meist < 38 °C (Kinder höher).

### Komplikationen

Sinusitis, Otitis media, Bronchitis durch bakterielle Sekundärinfektionen.

### Diagnose

Klinisch, kein Erregernachweis notwendig.

### Therapie

Keine spezifische Therapie. Symptomatisch z. B. abschwellende Nasentropfen, Inhalation von Wasser- oder Kamillendampf, bei hohem Fieber Paracetamol oder bei Erwachsenen Azetylsalizylsäure.

▶ Bei Kindern und Jugendlichen sollte auf die Gabe von Azetylsalizylsäure wegen der Gefahr des Reye-Syndroms verzichtet werden.

## Pharyngitis/Tonsillitis

Die Entzündung des Rachens mit Schwellung der Tonsillen entsteht in 90 % durch banale Virusinfektionen (s. o. „Erkältung"), nur 10 % sind bakteriell bedingt. Die Schwellung führt zu einer Einengung (lat. Angina = Enge) mit Schluckschmerzen. Bakterielle Infektionen verlaufen schwerwiegender und erfordern im Gegensatz zu viralen Infektionen eine Antibiotikatherapie.

### Klinik

Die Symptome geben Hinweise auf die Erreger (▶ Tab. 5.1, ▶ Tab. 5.2):
▶ Erkältung: diffuse Rötung ohne Fieber
▶ Streptokokken-Angina: gelbe Eierauflagerungen, hohes Fieber; Lymphknotenschwellung, starkes Krankheitsgefühl.
▶ Angina Plaut-Vincent: meist einseitig graue Beläge, Ulzera, wenig gestörtes Allgemeinbefinden, fauliger Mundgeruch. Diskrepanz zwischen Lokal- und Allgemeinbefund
▶ EBV-Infektion: graue Beläge, Lymphknotenschwellung, hohes Fieber, oft Milzschwellung
▶ Herpangina: Pharyngitis mit Bläschen

▶ CMV-Infektion: Pharyngitis, Fieber bei Primärinfektion mit CMV
▶ pharyngokonjunktivales Fieber: Pharyngitis mit Konjunktivitis bei Kindern

### Diagnose

▶ Streptokokken-Angina: Erregernachweis als Schnelltest oder Kultur
▶ Angina Plaut-Vincent: mikroskopischer Erregernachweis (Fusobakterien, Borrelien)
▶ EBV, CMV: PCR, Nachweis spezifischer Antikörper im Serum

### Therapie

▶ Viren: keine
▶ β-hämolysierende Streptokokken: Penicillin; Cephalosporin; bei Allergie: Makrolid oder Clindamycin
▶ Angina Plaut-Vincent: Penicillin oder Clindamycin
▶ EBV: keine Antibiotika, Ampicillin-Exanthem!

▶ Wichtig ist die Unterscheidung zwischen banalem Virusinfekt und bakterieller Infektion. Keine unnötige Antibiotikatherapie bei viralen Infektionen! Hinweise auf bakterielle Infektion: hohes Fieber, eitrige Beläge, eitriges Sekret.

## Streptokokken-Angina/ Scharlach

Die häufigste bakterielle Tonsillitis wird verursacht durch β-**hämolysierende Streptokokken** Gruppe A (*Str. pyogenes*), selten Gruppe C oder G, die durch Tröpfcheninfektion übertragen werden.
**Inkubationszeit:** 2 bis 4 Tage.

### Klinik

**Streptokokken-Angina:** Akuter Beginn, Halsschmerzen (▶ Tab. 5.2), Schluckschmerzen, Pharynx rot geschwollen, gelbe Eierstippchen oder konfluierende Eiterherde auf den Tonsillen (Angina lacunaris) (▶ Abb. 5.1), druckschmerzhafte Halslymphknoten, hohes Fieber, starkes Krankheitsgefühl.
**Scharlach:** bei scharlachtoxinproduzierenden Stämmen und Patienten ohne entsprechende Immunität tritt nach wenigen Tagen zusätzlich zur eitrigen Infektion ein Hautausschlag auf. Das kleinfleckige Exanthem (palpatorisch: „sandpapierartig") beginnt an Hals und Brustkorb und breitet sich über Rumpf und Extremitäten aus (▶ Abb. 5.2a). Ausgespart ist im Gesicht die Mundumgebung (periorale Blässe). Im Rachen Enanthem. Am 4.–5. Krankheitstag hypertrophe Papillen der Zunge (Himbeerzunge, ▶ Abb.

**Tab. 5.1:** Tonsillitis.

| Erreger | Beläge | Fieber | Lymphknoten | Blutbild | Antibiotika |
|---|---|---|---|---|---|
| Erkältung (viral) | 0 | 0 | 0 | 0 | 0 |
| Streptokokken | Eitrig | +++ | ++ | Leukozytose | Penicillin; Cephalosporin; Allergie: Makrolid oder Clindamycin |
| Angina Plaut-Vincent | Grau, Ulzera, oft einseitig | 0 | + | Diskrepanz Lokal- und Allgemeinbefund | Penicillin, Clindamycin |
| EBV | Grau, Ulzera | ++ | ++ | Monozytose | Keine (Ampicillin-Exanthem!) |
| Diphtherie | Pseudomembranen | +++ | +++ | Leukozytose | Antiserum; Penicillin oder Erythromycin |

**Tab. 5.2:** Infektiöse Ursachen für Halsschmerzen.

| Infektion | Erreger |
|---|---|
| Grippaler Infekt, Erkältung | Rhino-, Corona-, Adeno-, Parainfluenza-, Respiratory-Syncytial-Viren |
| Angina tonsillaris | β-hämolysierende Streptokokken |
| Angina Plaut-Vincent | Fusobakterien, Borrelien |
| Herpangina | Coxsackie-Viren A ~~Qweißlichen Auflagerungen~~ |
| Infektiöse Mononukleose | Epstein-Barr-Virus |
| Zytomegalie | Zytomegalievirus |
| Oraler Herpes | Herpes-simplex-Viren |
| Pharyngokonjunktivales Fieber | Adenoviren |
| Peritonsillarabszess | β-hämolysierende Streptokokken, Anaerobier |
| Diphtherie | *Corynebacterium diphtheriae* |

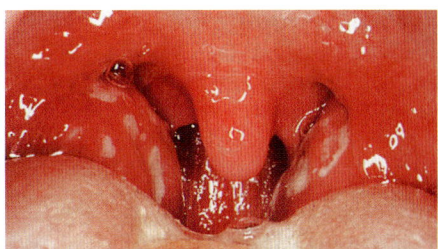

**Abb. 5.1:** Streptokokken-Angina mit Eiterstippchen. [E491]

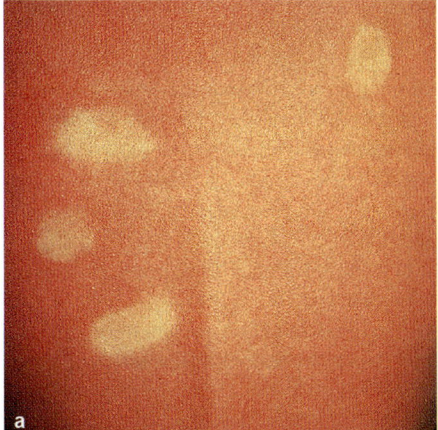

**Abb. 5.2a:** Scharlach-Exanthem. [E570]

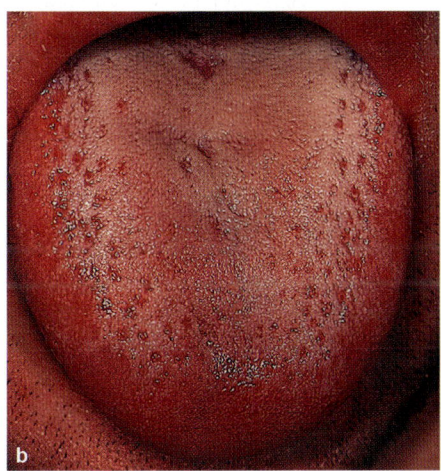

**Abb. 5.2b:** Himbeerzunge bei Scharlach. [E570]

5.2b). Nach Abheilung Schuppung der Haut, besonders an den Handtellern und Fußsohlen.

**Komplikationen**
Peritonsillarabszess. Immunologisch bedingte Folgekrankheiten, z. B. rheumatisches Fieber, Polyarthritis, akute Glomerulonephritis (< 2 %).

**Diagnose**
Erregernachweis im Rachenabstrich durch Kultur oder Schnelltest.

**Therapie**
Penicillin V für 10 Tage (Erwachsene 3 × 1,2–1,5 Mio. E/Tag) oder Cephalosporin. Bei Allergie: Makrolid oder Clindamycin (Achtung: 10–15 % Resistenz).

## Sinusitis

Bakterielle Infektionen der Nasennebenhöhlen treten oft im Anschluss an virale Infektionen auf. Prädisponierend sind Abflussbehinderungen, z. B. durch Schleimhautschwellung, Septumdeviation, Polypen oder Verlegung der Ostien. Im angestauten Sekret können sich pathogene oropharyngeale Keime etablieren. Betroffen sind am häufigsten Kiefer- und Stirnhöhle, seltener Sinus ethmoidalis und Sinus sphenoidalis. **Erreger** sind Pneumokokken und *H. influenzae* (70–80 %), *Moraxella catarrhalis* (20 %), seltener *Staph. aureus,* β-hämolysierende Streptokokken. Bei chronischer Infektion zusätzlich Anaerobier, Mykoplasmen, Enterobakterien, Pilze.

**Klinik**
Verstopfte Nase oder gelb-eitriger Sekretfluss, Kopfschmerzen (Sinus frontalis: Stirn, Sinus sphenoidalis: Hinterkopf), Druckschmerzen, Unwohlsein; evtl. Lidödem, Fieber.

**Komplikationen**
Bei Übergreifen der Infektion auf die Umgebung: Orbitalphlegmone, Osteomyelitis, Meningitis, Epiduralabszess, Sepsis.

**Diagnose**
▶ HNO-Untersuchung
▶ bildgebende Verfahren (Sonografie, Röntgen, CT)
▶ Erregernachweis im Nasensekret

**Therapie**
**Symptomatisch:** abschwellende Nasentropfen (Imidazolinderivate, lokale α-Sympathomimetika), Sekretolytika (Acetylcystein, Ambroxol), Inhalation von Wasser-, Kamillendampf, Rotlicht.
Erfolgt keine umgehende Besserung: **Antibiotika,** z. B. Aminopenicillin evtl. + β-Lactamase-Inhibitor; Makrolid; orale Cephalosporine. Bei rezidivierenden Verläufen evtl. operative Sanierung.

## Otitis externa

Die Entzündung des äußeren Gehörgangs wird hervorgerufen durch Bakterien oder Pilze, die ihn besiedeln und sich durch begünstigende Faktoren vermehren, z. B. Mazeration der Haut durch ständige Feuchtigkeit (Baden), Ekzeme, Diabetes mellitus. Die Entzündung kann lokal begrenzt (Abszess) oder diffus sein. **Erreger** sind *Staph. aureus,* β-hämolysierende Streptokokken, *P. aeruginosa, Candida, Aspergillus.*
**Otitis externa maligna:** bei Diabetes-Patienten kann die Infektion durch *P. aeruginosa* auf das umgebende Gewebe und den Knorpel übergreifen.

**Klinik**
Schmerzen, Jucken, Schwellung des Gehörgangs, evtl. übel riechendes Sekret.

**Diagnose**
▶ otoskopische Untersuchung
▶ Erregernachweis im Abstrich

**Therapie**
Säuberung des Gehörgangs, evtl. Inzision von Abszess, antibakterielle Lokaltherapie nach Ausschluss eines Trommelfelldefekts, z. B. Neomycin; bei *Aspergillus* lokal Antimykotikum.
**Otitis externa maligna:** oral Ciprofloxacin.

## Otitis media

Die Infektion des Mittelohrs ist bei Kleinkindern die häufigste bakterielle Infektion, die meist im Anschluss an virale Infektionen auftritt. Prädisponierend ist eine Flüssigkeitsansammlung im Mittelohr, z. B. durch Schleimhautschwellung. In das angestaute Sekret wandern über die Eustachi-Röhre (Tuba pharyngotympanica) pathogene Oropharyngealkeime ein. **Erreger** sind zunächst Viren (RSV, Rhino-, Adeno-, Influenza-Viren). Bakterielle Sekundärinfektionen werden verursacht durch Pneumokokken und *H. influenzae* (70–80 %), *Moraxella catarrhalis* (20–30 %), seltener β-hämolysierende Streptokokken, *Staph. aureus,* Enterobakterien. Bei chronischer Otitis media: Enterobakterien, *Pseudomonas,* Anaerobier. *Staph. aureus,* Pilze.

**Klinik**
Ohrenschmerzen, Schallleitungsstörungen, Rötung bzw. Vorwölbung des Trommelfells (▶ Abb. 5.3), evtl. Erguss, Fieber. Bei Perforation des Trommelfells Ohrfluss.

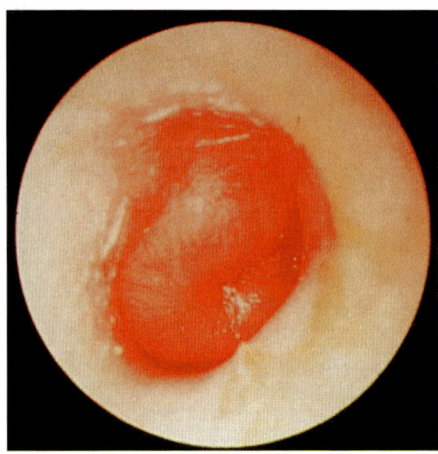

**Abb. 5.3:** Akute Otitis media – Trommelfellbefund (vorgewölbtes Trommelfell). [E491]

## Komplikationen

Perforation des Trommelfells, Mastoiditis (s. u.), Faszialisparese, Fortleitung der Infektion (Meningitis, Hirnabszess).

## Diagnose

▶ Klinik, Trommelfellbefund (▶ Abb. 5.3)
▶ Erregernachweis in Mittelohr-Sekret

## Therapie

In 60–80 % der Fälle spontane Ausheilung, weshalb eine Antibiotikatherapie kontrovers diskutiert wird. Um Komplikationen zu vermeiden und schnellere Schmerzfreiheit zu erreichen, werden Antibiotika empfohlen, insbesondere bei Fieber, Erguss.
**Antibiotika:** z. B. Aminopenicillin evtl. + β-Lactamase-Inhibitor; Makrolid; Cephalosporin Gruppe 2.
Symptomatisch: abschwellende Nasentropfen, Wärmebehandlung, Paracetamol, Schmerzmittel.
**Chronische Otitis media:** evtl. chirurgische Sanierung, Drainage durch Paukenröhrchen.

## Mastoiditis

Die häufigste Komplikation bei Otitis media ist gekennzeichnet durch ein Übergreifen der Infektion auf die belüfteten Zellen des Felsenbeins. Erreger wie bei Otitis media.

## Klinik

Verschlechterung einer Otitis media, Zunahme der Ohrenschmerzen, Hörverminderung, Ohrfluss, Fieber.

## Komplikationen

Infektion des Innenohrs, Abszedierung, Osteomyelitis, Meningitis, Hirnabszess, Gesichtsnervenlähmung.

## Diagnose

▶ otoskopische Untersuchung
▶ bildgebende Verfahren (CT, MRT, Röntgen)

## Therapie

**Antibiotika:** z. B. Aminopenicillin/'β-Lactamase-Inhibitor; Cephalosporin Gruppe 2 oder 3 evtl. plus Clindamycin. Eventuell Inzision des Trommelfells, Paukenröhrchen. In fortgeschrittenen Fällen chirurgische Sanierung.

## Infektiöse Mononukleose (Pfeiffer-Drüsenfieber)

Betrifft meist Jugendliche, junge Erwachsene im Alter von 15–25 Jahren. Bis zum 30. Lebensjahr beträgt die Durchseuchungsrate fast 100 %. Erreger ist das **Epstein-Barr-Virus** (EBV), das durch Speichel übertragen wird („kissing disease"). Das Virus vermehrt sich in den Epithelzellen von Mundhöhle und Parotis und persistiert dort lebenslang in Epithelzellen und B-Lymphozyten. Die Hälfte der Infektionen verläuft klinisch inapparent.
**Inkubationszeit:** 10 bis 14 Tage (Erwachsene bis 8 Wochen).

## Klinik

Tonsillitis mit grauen Belägen, Ulzera (▶ Abb. 5.4), Lymphadenopathie, hohes Fieber, starkes Krankheitsgefühl, mononukleäre Leukozytose, oft Splenomegalie; evtl. Hepatitis, Transaminasenanstieg, Ikterus.

## Komplikationen

Hepatitis, Polyneuritis, Meningitis, Myo-, Perikarditis, Pneumonie.

## Diagnose

▶ Nachweis spezifischer IgG- und IgM-Antikörper
▶ Frühstadium: Antikörper gegen Viruskapsid und „Early-antigen". EBNA1-Antikörper (Epstein-Barr nuclear antigen) treten erst nach Wochen bei Viruspersistenz auf.
▶ Mononukleose-Schnelltest: wird erst nach 10–14 Tagen **positiv**
▶ PCR
▶ Blutbild: Monozytose

## Therapie

Keine spezifische Therapie.

> Bei infektiöser Mononukleose keine Antibiotika! Auf Aminopenicilline reagieren fast alle Patienten mit einem Exanthem.

## Diphtherie

In Deutschland ist die Diphtherie durch die Immunisierung mittlerweile sehr selten. Vor Existenz der Impfung gab es Millionen von Erkrankungen pro Jahr („Würgeengel der Kinder"). Heute ist die Diphtherie in den Staaten der ehemaligen Sowjetunion sowie in Afrika und Asien noch häufiger. **Erreger** ist *Corynebacterium diphtheriae*. Eigentliche Krankheitsursache ist das von den Bakterien produzierte **Diphtherie-Toxin,** das lokale und systemische Schäden durch Hemmung der Proteinbiosynthese an rezeptortragenden Zellen verursacht (Rachenraum: lokale Gewebeschäden, Pseudomembranen; Niere: Tubulusnekrosen; Herz: Reizleitungsstörung, Myokarditis; Nerven: Demyelinisierung, Lähmungen).
**Übertragung** der Erreger durch Tröpfcheninfektion; bei Wunddiphtherie auch durch Schmierinfektion; Vermehrung der Erreger im Rachenraum.
**Inkubationszeit:** 2 bis 4 (6) Tage.

## Klinik

Akuter Beginn, Halsschmerzen, Schluckbeschwerden, hohes Fieber. Massive Schwellung der Halslymphknoten (Cäsarenhals). Rachen: Nekrosen, Pseudomembranen, Lähmung des Gaumensegels (Erstickungsgefahr!). Süßlicher Mundgeruch.

## Komplikationen

Nierenfunktionsstörungen, Herzversagen, periphere Lähmungen.

## Diagnose

Erregernachweis in Abstrichen. Toxinnachweis (Elek-Test).

## Therapie und Prophylaxe

Bereits bei Verdacht: **Antiserum!** Zusätzlich Makrolid oder Penicillin. Isolierung von Erkrankten.
Bei nichtimmunen engen Kontaktpersonen: Expositionsprophylaxe mit Antibiotika.
Prophylaxe: Aktive Immunisierung mit Toxoid (siehe Anhang, Impfplan der STIKO). Meldepflicht! (▶ Tab. 26.3)

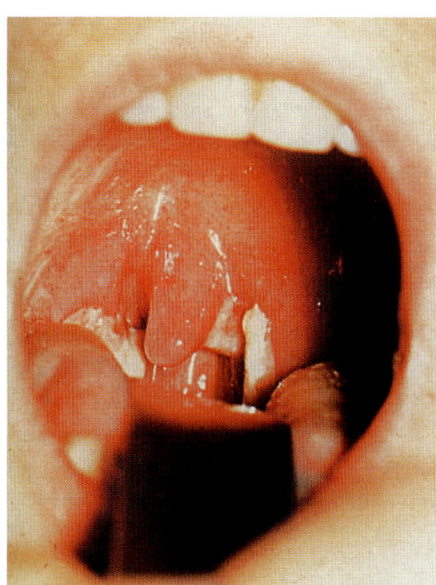

**Abb. 5.4:** Infektiöse Mononukleose – geschwollene Tonsillen mit weißen Belägen. [E491]

Das Diphtherie-Antiserum muss bereits bei Verdacht auf die Erkrankung verabreicht werden!

## Akute subglottische Laryngotracheitis (Pseudokrupp)

Der Pseudokrupp tritt meist bei Kindern im Herbst/Winter im Anschluss an eine Erkältung auf.

**Erreger:** Parainfluenza-, RS-, Adenoviren.

### Klinik
Trockener, bellender Husten, Heiserkeit, meist inspiratorischer Stridor, Tachypnoe, Dyspnoe. Temperatur < 38 °C.

### Diagnose
Klinik.

### Therapie
Beruhigung des Kindes. Feuchte Luft (Fenster öffnen, im Bad Wasserhähne aufdrehen). Eventuell Steroide.

## Epiglottitis

Die akut lebensbedrohliche Infektion betrifft vor allem Kleinkinder (2–4 Jahre). Die supraglottische Ödembildung führt zur Behinderung des Luftstroms. Erreger ist *H. influenzae* (seit der Hib-Impfung ist die Erkrankung seltener geworden); bei Erwachsenen auch *Staph. aureus,* β-hämolysierende Streptokokken, Pneumokokken.

### Klinik
Fieber, Halsschmerzen, Schluckschmerzen, evtl. inspiratorischer Stridor, Dyspnoe, Zynose. Die Kinder sitzen nach vorne gebeugt, ringen nach Luft. Wegen der Schluckschmerzen läuft der Speichel aus dem Mund. Gefahr der kompletten Atemwegsverlegung!

### Diagnose
Klinik.

### Therapie
Antibiotika, z. B. Cephalosporin Gruppe 3.

### Prophylaxe
Impfung Hib.

▶ Erkältung: banale Virusinfektion, keine Antibiotika!
▶ Streptokokken-Angina: Penicillin-Therapie (ohne Allergie)
▶ Otitis media: besonders häufig bei Kleinkindern.
▶ Sinusitis, Otitis media: Häufigste Erreger sind Pneumokokken, *H. influenzae.*
▶ Epiglottitis: lebensbedrohliche Erkrankung. Durch supraglottisches Ödem Verlegung des Luftstroms.

**ZUSAMMENFASSUNG**

## Bronchitis/akute Exazerbation chronische Bronchitis (AECB)

**Akute Bronchitis:** Erreger sind in > 90 % Viren (Rhino-, Corona-, Influenza-, Parainfluenza-, RS-, Adenoviren u. a.), seltener Chlamydien, Mykoplasmen.

**AECB:** Im Verlauf einer chronischen Bronchitis (Raucher, COPD, Asthma) treten oft akute Phasen auf mit eitrigem Auswurf, Dyspnoe, verstärkter Obstruktion, verursacht durch bakterielle Sekundärinfektionen. Erreger je nach Schweregrad und Dauer der Vorerkrankung: Pneumokokken, *H. influenzae, Staph. aureus, Moraxella*, Mykoplasmen; in fortgeschrittenen Fällen zusätzlich Enterobakterien, selten Pseudomonaden.

### Klinik

**Akute Bronchitis:** trockener Husten, selten Fieber, bei bakterieller Sekundärinfektion eitriger Auswurf, evtl. Fieber (Pneumokokken, *Haemophilus, S. aureus,* Mykoplasmen).

**AECB:** eitriger Auswurf, Dyspnoe, verstärkte Obstruktion.

### Diagnose

▶ Klinik
▶ Erregernachweis in Sputum
▶ Mykoplasmen, Chlamydien: Nachweis spezifischer Antikörper im Serum

### Therapie

**Akute Bronchitis:** symptomatisch (siehe unten).
Bakterielle Sekundärinfektionen bedürfen nur bei Risikopatienten (Immungeschwächte, Säuglinge, Lungenvorerkrankungen, ältere Personen) einer Antibiotikatherapie.
**AECB:** Antibiotika:
Breitbandpenicillin/β-Lactamase-Inhibitor, orale Cephalosporine Gruppe 2 oder 3, Moxifloxacin (fortgeschrittene Erkrankung). Behandlungsdauer bis Fieberfreiheit und Verschwinden der Sputumpurulenz.
**Symptomatisch:** Antitussiva, evtl. bei Erwachsenen Azetylsalizylsäure, Paracetamol, nach Bedarf Bronchospasmolytika, Mukolytika.

### Prophylaxe

Impfung gegen Influenza, Pneumokokken und *H. influenzae* Typ b.

## Ambulant erworbene Pneumonie (CAP)

In Deutschland treten jährlich 400.000–600.000 Fälle von CAP (= community acquired pneumonia) auf. Die Inzidenz steigt mit zunehmendem Alter.

**Tab. 6.1:** CAP: Erreger und Antibiotika-Empfindlichkeit.

| Anteil | Erreger | Penicillin | Makrolid | Tetracyclin, Doxycyclin | Ampicillin/Sulbactam, Amoxicillin/Clavulansäure | Cephalosporin Gruppe 2/3 |
|---|---|---|---|---|---|---|
| 45–50 % | Pneumokokken | ++[1] | ++[2] | ++[3] | ++ | ++ |
| 5–10 % | *H. influenzae* | 0 | ++ | ++[3] | ++ | ++ |
| < 5 % | *Staph. aureus* | 0 | ++[3] | ++[3] | ++ | ++/+ |
| < 5 % | *Klebsiellen* | 0 | 0 | ++[3] | ++ | ++ |
| 5–10 % | Mykoplasmen | 0 | ++ | ++ | 0 | 0 |
| < 5 % | Chlamydien | 0 | ++ | ++ | 0 | 0 |
| < 5 % | Legionellen | 0 | ++ | 0 | 0 | 0 |
| 20–25 % | Ungeklärt | | | | | |

[1] in Deutschland nur 2–4 % Resistenz
[2] 10–15 % Resistenz
[3] nach Testung

**Erreger** sind am häufigsten Pneumokokken (45–50 %), seltener *H. influenzae* (5–10 %), *M. pneumoniae*, Klebsiellen, RSV, Influenzaviren, Chlamydien, Legionellen, *Staph. aureus, C. burnetii* (▶ Tab. 6.1).

**Besonderheiten:** Bei Patienten, die in den letzten 3 Monaten eine Antibiotika-Vorbehandlung hatten oder Patienten aus Pflege-/Altenheimen, muss häufiger mit multiresistenten Erregern gerechnet werden, bei Reiserückkehr häufiger mit Legionellen.
Bei COPD: häufiger Enterobakterien, Pseudomonaden. Bei Kontakt zu Vögeln muss an *Chlamydia psittaci*, bei Kontakt zu Schafen an *Coxiella burnetii* gedacht werden. Bei Aspiration häufig anaerobe Bakterien oder Enterobakterien.

**Risikofaktoren für CAP:** hohes Lebensalter, Diabetes mellitus, Alkohol- und Nikotinabusus, Schluckstörungen, Lungenvorerkrankungen.

### Klinik

**Typische Pneumonie:** akuter Beginn, hohes Fieber, produktiver Husten, eitriger Auswurf, Atemnot, Tachypnoe, Leukozytose, CRP-bzw. Procalcitonin-Anstieg, Röntgen-Thorax: Infiltrate; bei Auskultation: Rasselgeräusche.

**Interstitielle Pneumonie:** Erkältungssymptomatik für 5–7 Tage, trockener Husten, zunehmende Atemnot, mäßiges Fieber. Auskultation: keine Geräusche. Röntgen-Thorax: Infiltrate.

### Diagnose

▶ klinische Untersuchung: Inspektion (Dyspnoe, erhöhte Atemfrequenz), Tachykardie, ggf. Hypotonie
▶ Auskultation: fein- bis mittelblasig klingende ohrnahe Rasselgeräusche
▶ Perkussion: abgeschwächter Klopfschall bei ausgedehnten Infiltraten/Erguss
▶ Röntgen-Thorax: Infiltrate (▶ Abb. 6.1, ▶ Abb. 6.2)

▶ Anstieg Entzündungsparameter: CRP, Procalcitonin, Leukozytose
▶ Erregernachweis:
▶ kulturelle Anzüchtung aus Sputum (nur eitriges Material geeignet), Bronchialsekret, BAL
▶ Legionellen, Pneumokokken: Antigennachweis in Urin
▶ Mykoplasmen, Chlamydien: AK-Nachweis in Serum; PCR Sputum
▶ evtl. Entnahme von Blutkulturen

### Therapie

Das Management der CAP, die Notwendigkeit zur Hospitalisierung und die Wahl der Antibiotika richten sich nach der Einteilung in Risikogruppen (▶ Tab. 6.2). Eine Grundlage für die objektive Risikoabschätzung bietet der CRB-65-Score (▶ Tab. 6.3). Ab einem CRB-65-Score von 1 sollte eine stationäre Aufnahme erwogen werden.

**Antibiotikatherapie:**
▶ unkomplizierte CAP ohne Risikofaktoren: Aminopenicillin evtl. + β-Lacatamase-Inhibitor; Makrolid
▶ leichtgradige CAP mit Risikofaktoren: Aminopenicillin/Betalaktamase-Inhibitor. Alternativ: Moxifloxacin. Bei Verdacht auf Mykoplasmen, Chlamydien, Legionellen + Makrolid
▶ hospitalisierte CAP-Patienten Normalstation: β-Lactam-Antibiotikum i. v. (Aminopenicillin + β-Lactamase-Inhibitor oder Cefuroxim oder Cefotaxim bzw. Ceftriaxon) ggf. + Makrolid. Alternative: Moxifloxacin
▶ schwere CAP (sCAP) ohne Risiko für Pseudomonas: Cephalosporin Gruppe 3 (Cefotaxim, Ceftriaxon); Piperacillin/Tazobactam; Carbapenem, jeweils + Makrolid. Alternativ: Moxifloxacin
▶ bei sCAP mit Risiko für Pseudomonas: Piperacillin/Tazobactam; Ceftazidim oder Cefepim; Imipenem oder Meropenem;

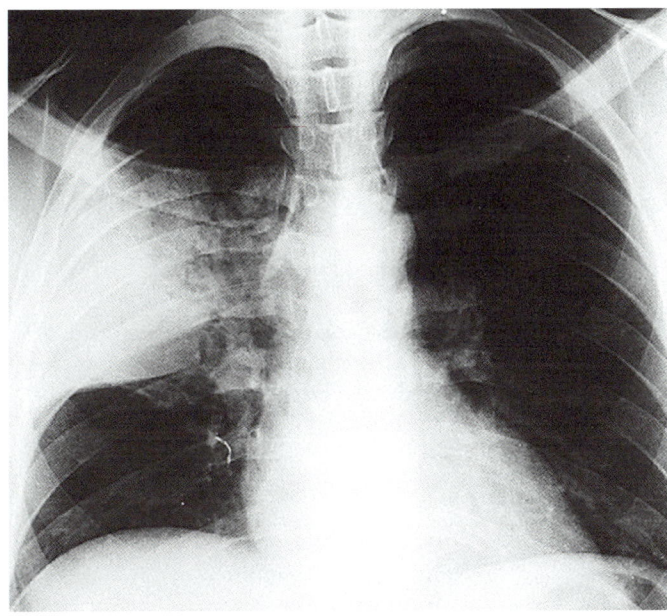

**Abb. 6.1:** Lobärpneumonie durch Pneumokokken. [E960]

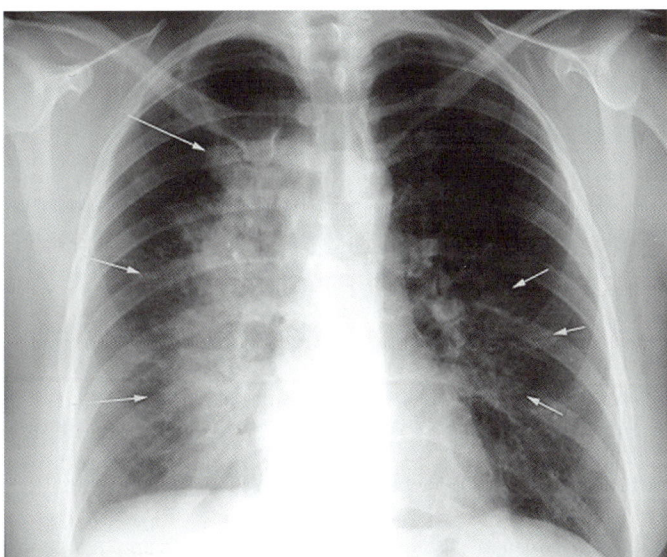

**Abb. 6.2:** Mykoplasmen-Pneumonie. [T454]

**Tab. 6.3:** CRB-65-Score.

| Kriterien | Punkte |
|---|---|
| Bewusstseinstrübung (**C**onfusion) | 1 |
| Atemfrequenz ≥ 30/min (**R**espiratory rate) | 1 |
| Blutdruck diastolisch ≤ 60 mmHg, systolisch ≤ 90 mmHg (**B**lood pressure) | 1 |
| Alter ≥ 65 Jahre | 1 |

Je nach vorhandenen Risikofaktoren werden die Punkte addiert.

Bewertung: bei CRB-Score ≥ 1 sollte eine stationäre Aufnahme erwogen werden. Letalitätsrisiko: 0 Punkte= ca. 1%, 1 oder 2 = 8%, 3 oder 4 = 30%.

## Nosokomiale Pneumonie/ Beatmungspneumonie

Die Pneumonie ist die zweithäufigste nosokomiale Infektion. Betroffen sind vor allem Beatmungspatienten.

Das Fehlen von Hustenreflex und mukoziliärer Clearance bei mechanischer Beatmung begünstigt die Besiedelung/Infektion vorwiegend mit potenziell pathogenen Oropharyngealkeimen, die entlang des Tubus in Trachea und Lunge gelangen (Mikroaspiration). Bei Anhebung des Magensaft-pH zur Stressulkusprophylaxe können sich Darmbakterien im Magen vermehren und retrograd den Oropharynx besiedeln. Weitere Risikofaktoren: schwere Grunderkrankung, Diabetes mellitus, hohes Lebensalter, Alkohol- und Nikotinabusus, Lungenvorerkrankungen, Immunsuppression.

Die **Erreger** sind je nach Beatmungsdauer und Krankenhausaufenthalt unterschiedlich: In den ersten 2–5 Tagen mitgebrachte Keime der Rachenflora z. B. Pneumokokken, *Haemophilus, Staph. aureus,* bei Aspiration Anaerobier. Nach dem 5. Beatmungstag vorwiegend gramnegatve Keime, z. B. Enterobakterien, Pseudomonaden, selten *Candida.*

### Klinik

Fieber, Leukozytose, Anstieg der Entzündungsparameter (CRP, Procalcitonin), Verschlechterung des Gasaustausches.

### Komplikationen

Sepsis (▶ Kap. 17), Acute Respiratory Distress Syndrome (ARDS).

### Diagnose

▶ kultureller Erregernachweis und mikroskopischer Nachweis von Leukozyten (BAL, Bronchialsekret). Wichtig ist die Unterscheidung zwischen Besiedelung und Infektion. Der Nachweis von massenhaften Keimen (> $10^5$/ml) und von zahlreichen Leukozyten macht eine Infektion wahrscheinlicher.

jeweils + Chinolon (Ciprofloxacin) oder Makrolid, evtl. + Aminoglykosid

▶ Aspirationspneumonie: Piperacillin/Tazobactam; Cephalosporin (Cefotaxim, Ceftriaxon) + Clindamycin; Moxifloxacin; Carbapenem

▶ Legionellen: Makrolid evtl. + Rifampicin; Chinolon

**Therapiedauer:** 2–3 Tage nach Entfieberung, jedoch für mindestens 5 Tage (außer Azitromycin). Bei sCAP 8–10 Tage, bei *Pseudomonas* 8–15 Tage

### Prophylaxe

Impfung Influenza, Pneumokokken. Nikotinkarenz.

> Bei bakterieller Pneumonie so früh wie möglich Antibiotikagabe! Eine Verzögerung der Therapie geht mit einer erhöhten Letalität einher!

**Tab. 6.2:** Einteilung und Management der CAP.

| Einteilung | Management | CRB-65-Score |
|---|---|---|
| Leichtgradige CAP ohne oder mit Risikofaktoren (chronische internistische oder neurologische Begleiterkrankungen, Antibiotikavortherapie in letzten 3 Monaten, Alten-oder Pflegeheimbewohner) | Ambulante Behandlung möglich | 0 |
| Mittelschwere CAP | Krankenhausaufnahme (Normalstation) | ≥ 1 |
| Schwere CAP (sCAP) ohne/mit Risiko für *Pseudomonas* | Krankenhausaufnahme (Überwachungs-/Intensivstation) | ≥2 |

▶ Röntgen-Thorax: Infiltrate
▶ Blutgasanalyse

**Therapie**
Möglichst frühzeitig Antibiotika, die alle infrage kommenden Erreger erfassen. Bei der Therapieentscheidung müssen Beatmungsdauer, Schwere der Erkrankung, Patientenalter, Lungenvorerkrankungen, antibiotische Vortherapie, extrapulmonales Organversagen und die lokale Prävalenz multiresistenter Erreger berücksichtig werden. In den ersten 2–5 Tagen erfolgt die Therapie bei Patienten mit geringem Risiko wie bei sCAP. Bei längerer Beatmung (> 5 Tage) und zusätzlichen Risikofaktoren z. B. Piperacillin/Tazobactam; Chinolon; Ceftazidim; Imipenem/Cilastatin; Meropenem; bei extrapulmonalem Organversagen jeweils in Kombination mit Aminoglykosid oder Chinolon. Bei Verdacht auf MRSA zusätzlich Vancomycin oder Linezolid. Die Einteilung nach Risikopunkten und entsprechende Therapievorschläge der Paul-Ehrlich-Gesellschaft (PEG) und der Deutschen Gesellschaft für Pneumologie (DGP) enthalten ▶ Tab. 6.4 und ▶ Tab. 6.5.

> Keine systemische Antibiotikatherapie bei Besiedelungen ohne klinische Manifestation.

## Pleuraempyem
Die eitrige Entzündung der Pleurahöhle entsteht meist im Rahmen einer Pneumonie, seltener posttraumatisch, bei Rippenosteomyelitis, Lungen- oder subphrenischem Abszess. Eine Lungentuberkulose als Ursache ist heute sehr selten. Meist sind Mischinfektionen von *Staph. aureus,* Pneumokokken, Streptokokken, Enterobakterien und Anaerobiern ursächlich.

**Klinik**
Fieber, Husten, Auswurf, Thoraxschmerzen, Atemnot.

**Diagnose**
▶ Erregernachweis in Punktat
▶ Röntgen-Thorax, CT

**Therapie**
Piperacillin/Tazobactam; Aminopenicillin/β-Lactamase-Inhibitor; Cephalosporin Gruppe 3 + Clindamycin; Chinolon evtl. + Clindamycin.
Chirurgische Sanierung, Drainage wichtig!

**Tab. 6.4:** Risikopunkte bei nosokomialer Pneumonie.

| Risikofaktoren | Risiko-punkte |
|---|---|
| Alter > 65 | 1 |
| Strukturelle Lungenerkrankung | 2 |
| Antibiotika-Vortherapie | 2 |
| Krankenhausaufenthalt > 5 Tage | 3 |
| Schwere respiratorische Insuffizienz | 3 |
| Extrapulmonales Organversagen | 4 |

**Tab. 6.5:** Antibiotikatherapie der nosokomialen Pneumonie unter Berücksichtigung von Risikopunkten (▶ Tab. 6.4).

| Risikopunkte | Antibiotikatherapie |
|---|---|
| 1–2 | Aminopenicillin/β-Lactamase-Inhibitor, Cephalosporin Gruppe 2 oder 3a, Chinolon |
| 3–5 | Piperacillin/Tazobactam, Ceftazidim, Chinolon, Carbapenem |
| Ab 6 | Piperacillin/Tazobactam, Ceftazidim, Carbapenem jeweils plus Chinolon oder Aminoglykosid |

## Legionellose
In Deutschland ereignen sich ca. 20.000 Fälle/ Jahr (ca. 4 % aller Pneumonien). Die Erreger, *L. pneumophila,* insbesondere Serotyp 1, kommen in Süßwasser vor, z. B. in Brauchwasseranlagen. Sie überleben bis 60 °C. Die Infektion erfolgt durch Inhalation erregerhaltiger Wassertröpfchen, z. B. beim Duschen, durch defekte Klimaanlagen. Ihren Namen erhielt die Erkrankung nach einem Ausbruch mit 221 Erkrankungen bei einem Treffen der „American Legion" 1976 in Philadelphia (USA). **Inkubationszeit:** 2 bis 10 Tage.

**Klinik**
Muskel-, Gliederschmerzen, Kopfschmerzen, Fieber bis 40 °C, atypische Pneumonie mit trockenem Husten. Oft Übelkeit, Diarrhö, Verwirrtheit.
**Pontiac-Fieber:** gleiche Symptome, ohne Pneumonie.

**Diagnose**
▶ Antigen-Nachweis im Urin
▶ Erregernachweis in BAL, Sputum durch PCR, Immunfluoreszenz-Mikroskopie. Die Kultur der Erreger ist nur auf Spezialnährmedien möglich und dauert einige Tage.
▶ Röntgen-Thorax: ein- oder beiseitige Infiltrate (▶ Abb. 6.3).

**Therapie**
Makrolid z. B. Erythromycin, evtl. + Rifampicin; Chinolon.

**Prophylaxe**
Warmwassersysteme auf 60–70 °C erhitzen. Wartung von Klimaanlagen.
Meldepflicht ▶ Tab. 26.3

## Pneumocystis-Pneumonie (PCP)
*Pneumcystis* kommen als Kommensalen in der Lunge vieler Lebewesen vor (Mensch: *P. jirovecii,* Ratte: *P. carinii*). Bei Risikopatienten (Immundefizienz, insbes. HIV < 200 CD4-Zellen/µl, Knochenmark-, Organtransplantation) verursacht *P. jirovecii* eine Pneumonie, die unbehandelt tödlich endet. *Pneumocystis* haben morphologisch Ähnlichkeit mit Protozoen (es treten vegetative Formen = Trophozoiten und Zysten auf), nach der 16sRNA-Sequenzhomologie gehören sie zu den Pilzen. Sie besitzen aber keine pilztypische Zellwand oder Ergosterol. Antimykotika sind daher unwirksam.

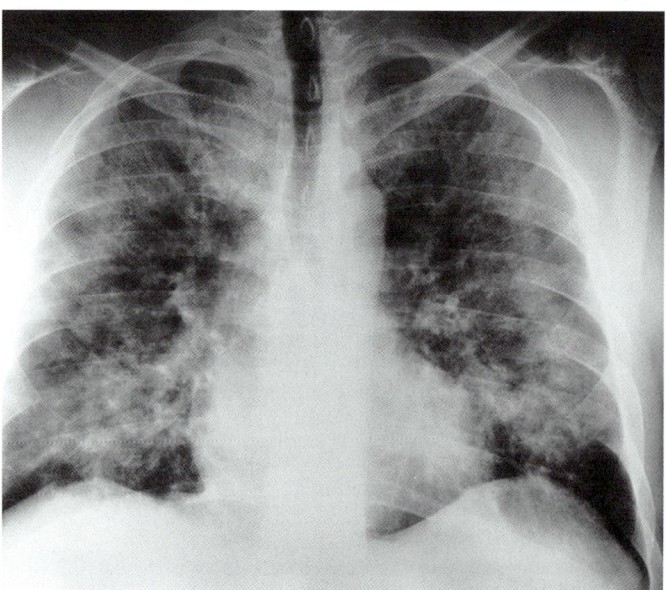

**Abb. 6.3:** Legionellen-Pneumonie mit diffusen Infiltraten beidseitig. [R233]

Die **Erreger** vermehren sich in den Alveolen. Erreger und Schleimsubstanz verstopfen die Alveolen und bedingen eine Verschlechterung des Gasaustauschs. Die Erreger befallen das Interstitium und führen zu einer Entzündungsreaktion.

## Klinik
Trockener, unproduktiver Husten, Dyspnoe, Fieber, Gewichtsabnahme. Oft schleichender Verlauf.

## Komplikationen
Disseminierung mit Absiedelung in Lymphknoten, Leber, Milz, Knochenmark.

## Diagnose
▶ Klinik
▶ Thorax-Röntgen, CT
▶ Erregernachweis in BAL: Mikroskopie nach Spezialfärbung; PCR (▶ Abb. 6.4)

## Therapie
*Antibiotikum*
Cotrimoxazol in hoher Dosierung (20/100 mg/kg i. v.) und/oder Pentamidin. Alternativ: Primaquin + Clindamycin, Atovaquon, Trimethoprim + Dapson. Therapiedauer mindestens 21 Tage.

## Prophylaxe
Cotrimoxazol, Pentamidin-Inhalation.

# Pertussis – Keuchhusten
Keuchhusten war früher eine Kinderkrankheit. Heute sind 70 % der Erkrankten > 15 Jahre alt, da man lange Zeit nicht mehr impfte und nach Einführung eines besser verträglichen azellulären Impfstoffs von einem ausreichenden Impfschutz durch Grundimmunisierung bei Kleinkindern ausging.
Der **Erreger**, *Bordetella pertussis,* ist sehr kontagiös und wird durch Tröpfcheninfektion übertragen. Auf den zilientragenden Epithelzellen der Atemwege erfolgt eine Vermehrung und Produktion von Toxinen, die typische Krankheitssymptome auslösen (Pertussis-Toxin, tracheales Zytotoxin, filamentöses Hämagglutinin, Adenylzyklase).
**Inkubationszeit:** 1 bis 3 Wochen.

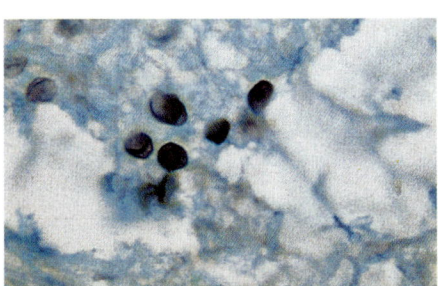

**Abb. 6.4:** *Pneumocystis-jirovecii*-Zysten. [E491]

## Klinik
Verlauf in **Stadien:**
▶ Stadium catarrhale: 1–2 Wochen, Schnupfen, Husten
▶ Stadium convulsivum: 4–6 Wochen, anfallsweise auftretende Hustenattacken, oft mit hervorwürgen von Schleim, Erbrechen
▶ Stadium decrementi: 6–10 Wochen, Abklingen der Hustenanfälle

## Komplikationen
Durch bakterielle Sekundärinfektionen z. B. Pneumonie, Otitis media. Selten zerebrale Krampfanfälle. Bei Säuglingen Apnoe.

## Diagnose
▶ Erregernachweis durch PCR in Nasen-Rachenabstrich oder Rachenspülflüssigkeit
▶ chronischer Verlauf: AK-Nachweis (IgA nur bei akuter Erkrankung positiv)

## Therapie
Erythromycin oder andere Makrolide (Wirkung nur in frühen Stadien, wenn noch Erreger vorhanden sind).

## Prophylaxe
Impfung mit azellulärem Impfstoff im 2., 3., 4. und 12. Lebensmonat. Auffrischungen: im 5. oder 6. Lebensjahr sowie zwischen 9. bis 17. Lebensjahr (siehe Impfplan STIKO). Weder Impfung noch Erkrankung verleihen einen zuverlässigen lebenslangen Schutz!

# Influenza
Die Erkrankung tritt gehäuft in den Wintermonaten auf. Bei einer lokalen Epidemie (Grippewelle) geht man von einer Infektion bei 10–20 % der Bevölkerung aus.
Erreger sind Influenza-Virus A oder B. Influenza-Viren können ihre antigenen Oberflächenmoleküle Hämagglutinin (HA) und Neuraminidase (NA) ständig variieren, sodass sie vom Immunsystem nicht mehr erkannt werden. Es treten jedes Jahr neue Virustypen auf.
Die **Übertragung** erfolgt durch Tröpfchen- oder Schmierinfektion (z. B. über kontaminierte Hände, Gegenstände) mit virushaltigem Nasen- oder Atemwegssekret. Eintrittspforten für die Viren sind die Schleimhäute der Atemwege, des Mundes und der Augen. Erkrankte scheiden Viren für 1–4 Tage aus.
**Inkubationszeit:** wenige Stunden bis Tage.

## Klinik
Plötzlicher Beginn, hohes Fieber, Schüttelfrost, starkes Krankheitsgefühl, Kopf- und Gliederschmerzen, geröteter Rachen, Augentränen, trockener Husten. Dauer der Symptome 1–2 Wochen.

## Komplikationen
Virus-Pneumonie (insbesondere bei immungeschwächten jüngeren Erwachsenen), bakterielle Sekundärinfektionen, Myositis, Myokarditis.

## Diagnose
Virusnachweis mittels PCR, Schnelltest.

## Therapie
**Symptomatische** Therapie: fiebersenkende Medikamente
**Antivirale** Therapie: im frühen Stadium beeinflussen Neuraminidase-Inhibitoren (Oseltamivir, Zanamivir) den Verlauf der Erkrankung günstig. Amantadin (M2-Membranproteinhemmer) hat eine prophylaktische Wirkung, ist aber wegen rascher Resistenzentwicklung und schlechter Verträglichkeit nicht Mittel der ersten Wahl.

## Propyhlaxe
Grippeschutzimpfung. Wegen der Wandlungsfähigkeit der Viren muss der Impfstoff jährlich an die aktuell kursierenden Virustypen angepasst werden.
Meldepflicht ▶ Tab. 26.3.

# Tuberkulose (Tbc)
Nach WHO-Angaben ist die Tuberkulose weltweit die Infektionskrankheit mit den meisten Todesfällen (> 9 Mio. Neuerkrankungen, 1,7 Mio. Todesfälle/Jahr; 99 % Erkrankungen in „armen" Ländern). In Deutschland gibt es ca. 5.000 Neuerkrankungen im Jahr.
**Erreger** sind Mykobakterien. Für den Menschen relevante Arten werden zusammengefasst als **M.-tuberculosis-Komplex:** *M. tuberculosis* (am häufigsten), *M. bovis, M. africanum, M. microti, M. canetti.*
Mykobakterien haben besondere Eigenschaften: die lipidreiche Zellwand und kristalline Anordnung der Mykolsäure (Kettenlänge 60–90 C-Atome) in der Zellwand bedingt ihre Säurefestigkeit (Spezialfärbung), extreme Unweltstabilität, schlechte Diffusion von Nährstoffen, lange Generationszeit 12–24 h (daher langsames Wachstum), intrazelluläres Überleben, Bildung von Granulomen, Riesenzellen.
Bei Immunkompetenten führt nur ein kleiner Teil der Ansteckungen zu einer klinisch manifesten Infektion. Eine Reaktivierung latenter Herde ist bei Schwächung des Immunsystems nach Jahren oder Jahrzehnten möglich.

## Klinik
Manifestationen: 80 % Lungentuberkulose, 20 % extrapulmonale Manifestationen z. B. in Nieren, Knochen, Lymphknoten u. a. Bei

Generalisierung Miliartuberkulose, tuberkulöse Meningitis.

**Offene Tuberkulose:** Wenn Bakterien in hoher Anzahl ausgeschieden werden, besteht Infektionsgefahr für andere, z. B. durch Sputum. Je mehr Bakterien in Material enthalten sind, umso größer ist die Ansteckungsgefahr (Mikroskopie positiv).

**Diagnose**
▶ Tuberkulintest (falsch-negativ bei Miliartuberkulose, positiv auch nach Impfung oder inapparenter Infektion).
▶ Interferon-γ-Test (Quantiferon): Nachweis von aktivierten T-Zellen im Blut durch Messung von Interferon nach Stimulation mit Antigenen (bei BCG-Impfung und atypischer Mykobakteriose negativ). Ein positiver Test weist nur auf die Infektion hin, beweist jedoch keine klinisch manifeste Erkrankung. Bei extrapulmonaler Tuberkulose ist der Test weniger empfindlich.
▶ Röntgendiagnostik (▶ Abb. 6.5)
▶ Erregernachweis:
▶ Mikroskopie (säurefeste Färbung): geht schnell (2 h), nur positiv, wenn viele Bakterien (> 100/ml) vorhanden sind. Keine Unterscheidung Tbc und atypische Mykobakterien möglich.
▶ Kultur: sensitivste Methode (positiv ab 10 Keimen/ml). Dauer 3–8 Wochen. Voraussetzung zur Resistenztestung.
▶ PCR: geht schnell (5 h). Nicht sensitiver als Mikroskopie. Erlaubt Unterscheidung zwischen Tbc und atypischen Mykobakterien.

**Therapie**

> Wegen Neigung zu rascher Resistenz ist bei Tbc-Bakterien immer eine Kombinationstherapie erforderlich.

**Kurzzeittherapie** (unkomplizierte Lungentuberkulose): In Initialphase 4er Kombination für 2 Monate, z. B. Isoniazid (INH) + Rifampicin + Pyrazinamid (PZA) + Ethambutol (EMB) oder Streptomycin; anschließend Stabilisierungsphase mit INH + Rifampicin für 4 Monate.
**Bei ausgedehntem Befund, extrapulmonaler Manifestation:** Stabilisierungsphase für 7–8 Monate und länger.
Nach 2–3 Wochen effektiver Therapie sind Patienten meist nicht mehr infektiös (Mikroskopie negativ).

**Resistenzproblem**
In Deutschland sind nur 2,5 % der Stämme resistent gegen zwei Medikamente, ca. 12 % gegen ein Medikament (INH). In vielen Ländern (Russland, GUS, Baltikum, Georgien,

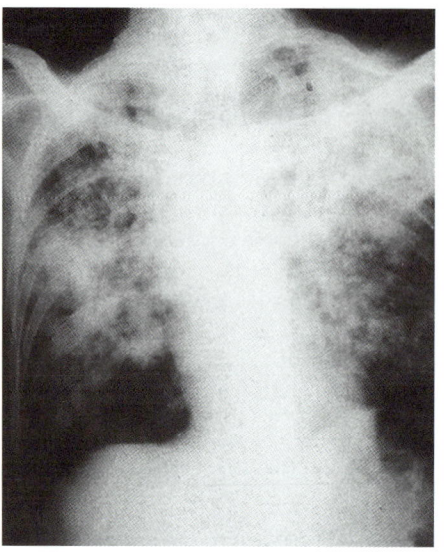

**Abb. 6.5:** Fortgeschrittene Tuberkulose. [E491]

Kasachstan, Indien, Afrika, Ägypten u. a.) sind 20–30 % der Stämme resistent gegen mindestens zwei, häufig auch gegen drei Medikamente. Das bedeutet eine Ausweitung der Therapie um mindestens zwei noch wirksame Reserve-Medikamente (z. B. Terizidon, Protionamid, teuer, nicht oral anwendbar). Meldepflicht ▶ Tab. 26.3.

> Bei Patienten aus Ländern mit hoher Resistenzrate sollte an eine Multiresistenz gedacht werden.

**Prophylaxe**
Die **BCG-Impfung** wird wegen häufiger Impfreaktionen und unsicherer Wirkung nicht mehr empfohlen.
Es besteht Meldepflicht (▶ Tab. 26.3)!

### Atypische Mykobakteriosen
Atypische Mykobakterien (Mycobacteria other than tuberculosis = MOTT) kommen ubiquitär in Erde, Wasser vor und verursachen nur Infektionen, wenn prädisponierende Faktoren vorliegen. Bei Patienten mit Immunsuppression können auch generalisierte Infektionen mit Durchfall durch *M. avium-intracellulare* verursacht werden. Erkrankungen und Erreger ▶ Tab. 6.6.

**Diagnose**
Erregernachweis: Kultur, Mikroskopie, PCR.

**Therapie**
Kombinationstherapie aus Makrolid (Clarithromycin, Azithromycin) + mindestens einer weiteren Substanz, z. B. Ethambutol, Rifabutin, Clofazimin; evtl. auch Kombination mit Ciprofloxacin.

**Tab. 6.6:** Erkrankungen durch atypische Mykobakterien.

| Erkrankungen | Erreger |
|---|---|
| Chronische Lungenerkrankung | *M. avium-intracellulare, M. kansasii;* seltener *M. xenopi, M. simiae, M. szulgai* |
| Disseminierte Erkrankung bei Immundefizienz | *M. avium-intracellulare, M. kansasii, M. fortuitum* |
| Lymphadenitis bei Kindern | *M. avium-intracellulare, M. scrofulaceum* |
| Hauterkrankungen, Abszesse | *M. chelonae, M. abscessus, M. fortuitum, M. kansasii, M. szulgai* |
| Schwimmbadgranulom | *M. marinum* |
| Chronische Hautulzera | *M. ulcerans* |

> ▶ Akute Bronchitis: viral bedingt. Bei bakteriellen Sekundärinfektionen sind Antibiotika nur bei Risikopatienten notwendig.
> ▶ Ambulant erworbene Pneumonie: die häufigsten Erreger sind Pneumokokken.
> ▶ Beatmungspneumonie: Das Erregerspektrum ist abhängig von der Beatmungsdauer. Die kalkulierte Antibiotikatherapie muss ein breites Erregerspektrum umfassen.
> ▶ Legionellen-Pnemonie: Infektion durch erregerhaltige Wassertröpfchen (Dusche, Klimaanlage).
> ▶ Tbc: positiver Tuberkulin-/Quantiferon-Test weist auf eine Infektion mit dem Erreger hin, ist jedoch kein Beweis für eine aktive Tuberkulose. Sensitivste Nachweismethode von *M. tuberculosis* ist der kulturelle Erregernachweis.

**ZUSAMMENFASSUNG** ▶

## Meningitis/Meningoenzephalitis

### Bakterielle (akute eitrige) Meningitis/Meningoenzephalitis

Eine Entzündung der weichen Hirnhäute oder des Hirnparanchyms kann durch Bakterien oder Viren, selten durch Pilze (Kryptokokken bei T-Zelldefekt, schleichender Verlauf) oder Protozoen (*Acanthamöba, Naegleria*) verursacht werden. Die Erreger gelangen hämatogen, Bakterien auch fortgeleitet von Ohrinfektionen oder Sinusitis, oder Viren auf axonalem Wege in das ZNS. Je nach Erreger verläuft die Infektion akut, subakut oder chronisch. Entsprechend der Immunreaktion auf unterschiedliche Erreger finden sich im Liquor vermehrt Granulozyten (Bakterien, Pilze) oder Lymphozyten (Viren). Zu Beginn der Erkrankung sind fließende Übergänge möglich (▶ Tab. 7.1).

**Akute bakterielle Meningitis:** Bakterielle Infektionen verlaufen i. d. R. perakut (Meningokokken, Pneumokokken, *H. influenzae*) und entwickeln sich innerhalb Stunden bis Tagen zu einem lebensbedrohlichen Krankheitsbild. Je nach Lebensalter und Risikofaktoren dominieren unterschiedliche **Erreger** (▶ Tab. 7.2):
▶ Neugeborene: β-hämolysierende Streptokokken Gruppe B, *E. coli, L. monocytogenes*
▶ Kleinkinder bis 5 Jahre: *H. influenzae* (seit Impfung in Deutschland sehr selten)

▶ Kinder, Jugendliche, junge Erwachsene: *Neisseria meningitidis*
▶ jedes Alter: Pneumokokken, *M.-tuberculosis*-Komplex
▶ Patienten > 60 Jahre, Immunsuppression: *Listeria monocytogenes*
▶ nach Zeckenbiss: *Borellia burgdorferi*

### Klinik
▶ Kopfschmerzen, hohes Fieber, Leukozytose, Nackensteifigkeit, Übelkeit, evtl. Erbrechen, Bewusstseinstrübung, im Verlauf Stauungspapille, Koma
▶ positives Kernig- bzw. Brudzinski-Zeichen
▶ Bei Meningokokken: evtl. kleinfleckige Hautblutungen (Petechien ▶ Abb. 7.1)

### Komplikationen
▶ Hirnnervenlähmungen, Hirnabszesse, Hydrozephalus
▶ Meningokokken: bei 15 % **Waterhouse-Friederichsen-Syndrom** (s. unten „Meningokokken-Meningitis")

### Diagnose
▶ Liquoruntersuchung: Mikroskopie, Nachweis von Zellen, Erregern (▶ Abb. 7.2)
▶ Laborchemisch: Protein, Glukose, Laktat; CRP, Procalcitonin im Serum (▶ Tab. 7.1)
▶ Hinweis auf Erreger: Antigennachweis oder PCR

▶ kultureller Erregernachweis in Liquor und Blutkulturen, Resistenztestung
▶ bildgebende Verfahren: CT, MRT

### Therapie
Maßgeblich für die Prognose ist eine möglichst frühzeitige adäquate Antibiotikatherapie!
**Initialtherapie:** Cephalosporin Gruppe 3 (Cefotaxim, Ceftriaxon). Bei Säuglingen, Immundefizienz, Alter > 60 Jahre wegen Listerien-Gefahr zusätzlich Ampicillin evtl. + Gentamicin. Durch Glukokortikoide kann die Entzündungsreaktion und Ödembildung abgeschwächt werden.

### Prophylaxe
Impfung gegen *H. influenzae,* Pneumokokken, Meningokokken (s. unten).

## Virale Meningitis/Meningoenzephalitis

Virale Meningitiden ohne Enzephalitis verlaufen meist gutartig mit Spontanheilung. Die häufigsten Erreger mit jahreszeitlicher Häufung von Frühsommer bis Herbst sind Enteroviren (Coxsackie-, ECHO-, Enterovirus 71), hauptsächlich bei Kindern, oft mit familiärer Häufung.

Die **Herpes-Enzephalitis** verläuft perakut und hat eine ungünstige Prognose (Letalität unbehandelt 70 %). Sie manifestiert sich meist als fokal nekrotisierende Temporallappenenzephalitis. Die Prognose hängt von der möglichst frühzeitigen Aciclovir-Therapie ab.

Die **Enzephalitis** ist gekennzeichnet durch neurologische Ausfälle, Krämpfe oder Lähmungen, Bewusstseinstrübung und hinterlässt oft bleibende Schäden.

**Tab. 7.1:** Liquordiagnostik bei Meningitis.

| Liquor | Bakterielle Meningitis | Virale Meningitis |
|---|---|---|
| Inspektion | Trüb | Klar bis opaque |
| Zytologie | › 300/µl, überwiegend PMN | ‹ 300/µl, Lymphozyten, PMN |
| Proteingehalt | 100–500 mg/dl | ‹ 50 mg/dl |
| Glukose | ‹ 40 mg/dl | Normal (60–85 mg/dl) |
| Laktat | › 3,5 mmol/l | Normal (≤ 2,1 mmol/l) |

**Tab. 7.2:** Erreger und bevorzugtes Lebensalter bei Meningitis/Enzephalitis.

| Risiko | Bakterien | Viren | Pilze | Protozoen |
|---|---|---|---|---|
| Säuglinge ‹ 6 Wochen | Hämol. Streptokokken B, *E. coli, L. monocytogenes* | HSV | | |
| Kinder 3 Monate–5 Jahre | *H. influenzae* | | | |
| Kinder, Jugendliche, junge Erwachsene | Meningokokken | | | |
| Alle Lebensalter | Pneumokokken Tuberkulose (Hirnbasis, Abduzensparese) | HSV | | Amöben |
| Jahreszeitliche Häufung (Sommer, Herbst) | | Enteroviren (Coxsackie, ECHO, Enterovirus 71) | | |
| Immunsupprimierte (zusätzlich zu obigen Erregern) | *L. monocytogenes* | VZV, CMV | *C. neoformans* (bei T-Zell-Defekt) | *T. gondii* (fokale Herde) |
| Zeckenstich | *B. burgdorferi* | FSME | | |
| Bei Grunderkrankung | | Masern, Mumps, Röteln, HIV, Polio | | |

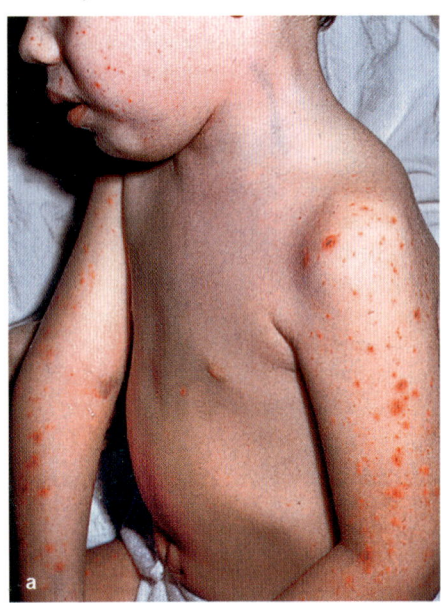

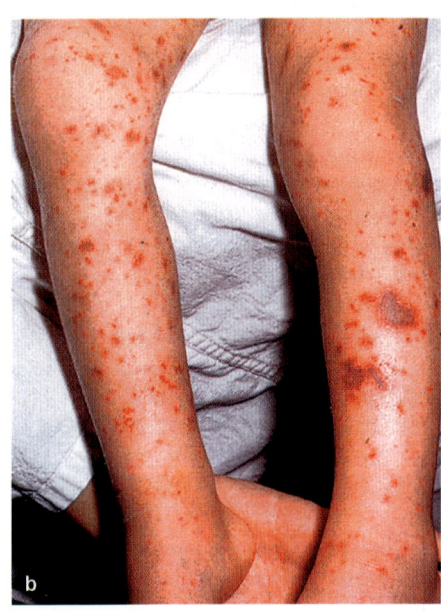

**Abb. 7.1:** Petechien bei Meningokokken-Meningitis. [E452]

Viren gelangen hämatogen, Rabies- und Herpes-simplex-Viren auch axonal in das ZNS.

**Erreger:**
▶ **Meningitis:** Enteroviren (Coxsackie, ECHO-, Enterovirus 71), seltener Adenoviren
▶ **Enzephalitis/Meningoenzephalitis:** Herpes simplex-, FSME-Virus (nach Zeckenbiss), Mumps-, Varizella-zoster-, Zytomegalie-, Masern-, Röteln-, Japan-Enzephalitis-, Rabies-, Lymphozytäre Choriomeningitis-Virus, HIV.

### Klinik

Kopfschmerzen, Fieber, Erbrechen, Nackensteife, Bewusstseinstrübung; bei Enzephalitis neurologische Ausfälle, Ataxien, Krämpfe, Lähmungen, Koma.

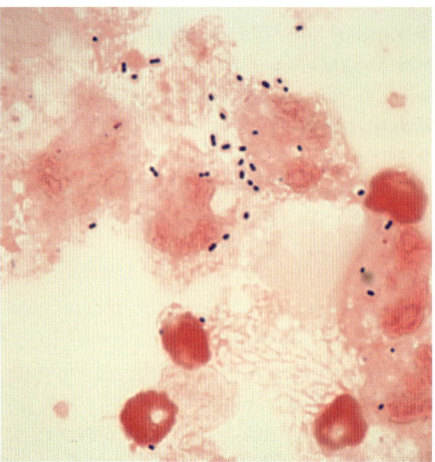

**Abb. 7.2:** Gram-Präparat von Liquor mit Pneumokokken. [R233]

### Diagnose

▶ Liquoruntersuchung: Mikroskopie (Zellen, Zellzahl)
▶ laborchemisch: Protein, Glukose, Laktat im Liquor; CRP, Procalcitonin im Serum
▶ PCR (z. B. bei HSV)
▶ bildgebende Verfahren, z. B. CT, MRT (bei Herpes-Enzephalitis Herde in der Temporalregion)
▶ EEG

### Therapie

▶ Bei Herpes-Enzephalitis: Aciclovir (bereits bei Verdacht!)
▶ CMV: Ganciclovir
▶ Enteroviren, Arboviren, FSME: keine spezifische Therapie

### Prophylaxe

Impfung gegen Masern, Mumps, Röteln. FSME-Impfung bei Risikopersonen, z. B. Waldarbeiter.

## Spezielle Meningitis-/ Enzephalitis-Erkrankungen

### Meningokokken-Meningitis

In Deutschland treten pro Jahr ca. 800 Fälle auf. In Afrika, entlang des sogenannten „Meningitis-Gürtels" südlich der Sahara ist die Erkrankung besonders häufig. Die Erreger, *Neisseria meningitidis* (= **Meningokokken,** gramnegative Diplokokken), werden bei engem Kontakt durch Tröpfcheninfektion übertragen. Sie siedeln sich auf den Nasopharyngeal-Schleimhäuten an. Nach Vermehrung gelangen sie bei nicht immunen Patienten hämatogen in die Meningen. Auch Gesunde mit Antikörperschutz können zeitweise Träger von Meningokokken im Nasen-Rachen-Raum sein. Erkrankte scheiden hypervirulente Varianten aus und sind eine gefährliche Ansteckungsquelle. Virulente

Stämme haben eine Polysaccharid-Kapsel, gegen die schützende Antikörper produziert werden (Typen A–Y). In Deutschland werden **70 % durch den Kapseltyp B** verursacht, gegen den eine Impfung wegen schlechter Immunogenität nicht möglich ist, 30 % durch Typ C. Weltweit dominieren die Typen A, B, C, W und Y. Die Erkrankung tritt vorwiegend bei Kindern ab dem 3. Lebensmonat, Jugendlichen und jungen Erwachsenen auf. Die Letalität liegt unbehandelt bei 85 % und kann durch frühzeitige Antibiotika-Gabe auf 10 % gesenkt werden. **Inkubationszeit:** 1 bis 3 Tage.

### Klinik

Zunächst katarrhalisches Stadium (Husten, Schniefen, Pharyngitis, wie grippaler Infekt). Plötzlich hohes Fieber, Schüttelfrost, Leukozytose, Kopfschmerzen, oft Erbrechen, Bewusstseinstrübung, Nackensteife. Später Stauungspapille, Koma.
Evtl. Petechien (fokale Hämorrhagien durch Endothelschädigung).

### Komplikationen

▶ Bei 15 % der Patienten: Waterhouse-Friderichsen-Syndrom: Nekrose der Nebennierenrinde, septischer Schock, Verbrauchskoagulopathie. Letalität 85 %.
▶ Spätschäden: bei 10–20 % der Patienten (Hirnnervenlähmungen, Anfallsleiden).

### Diagnose

Siehe bakterielle Meningitis.

### Therapie

Cephalosporin Gruppe 3a (Cefotaxim, Ceftriaxon)

### Prophylaxe

Impfung möglich gegen Typ C (Konjugatimpfstoff, ab dem 2. Lebensjahr). Impfung gegen Typ A, W, Y bei Auslandsreisen, z. B. Afrika, Mekka.
Expositionsprophylaxe mit Antibiotika: bei engem Kontakt zu Erkrankten (Familie, Sexualpartner, Klinikpersonal); Erwachsene Einmaldosis Ciprofloxacin, Kinder Rifampicin für 2 Tage, Schwangere Ceftriaxon. Meldepflicht ▶ Tab. 26.3.

> Meningitis mit Petechien weist auf Meningokokken hin!

### Pneumokokken-Meningitis

Die Erreger, *Str. pneumoniae* (= **Pneumokokken**) besiedeln den Nasen-Rachen-Raum und gelangen von dort in Lunge (Pneumonie), Nasennebenhöhlen oder Mittelohr. Die Meningen erreichen sie entweder fortgeleitet bei Sinusitis, Otitis media/Mastoiditis oder hämatogen. Besonders gefährdet sind Patienten nach Milzextirpation. Die Erkrankung kann in jedem Lebensalter auftreten. Die Letalität beträgt unbehandelt 80 %.

### Klinik
Siehe bakterielle Meningitis.

### Komplikationen
Spätschäden: Hirnnervenlähmungen

### Diagnose
Siehe bakterielle Meningitis.

### Therapie
Cephalosporin Gruppe 3 (Cefotaxim, Ceftriaxon) evtl. + Penicillin G.
Bei Sinusitis, Otitis media, Mastoiditis, ggf. deren Sanierung.

### Prophylaxe
Impfung mit Vakzine, die als Antigen die häufigsten Kapsel-Polysaccharidtypen enthält, z. B. 23-valenter Impfstoff für Erwachsene. Für Kinder < 2 Jahre Konjugatimpfstoff, der 7- oder 13-Kapsel-Polysaccharidtypen enthält.

> Ein Hinweis auf Pneumokokken als Erreger einer Meningitis kann eine vorausgegangene Sinusitis, Otitis media oder Pneumonie sein.

## Listerien-Meningitis
Eine Meningitis durch Listerien betrifft vorwiegend Personen mit geschwächtem Immunsystem (Immundefizienz, Säuglinge, ältere Patienten). Der Erreger, *L. monocytogenes,* kommt bei Tieren und auf Pflanzen vor und wird durch den Verzehr tierischer (Rohmilch, Käse) oder pflanzlicher Lebensmittel auf den Menschen übertragen. Die Erreger gelangen hämatogen in die Meningen. Die Meningitis durch Listerien verläuft meist protrahiert, nicht so akut wie bei Meningokokken, Pneumokokken.

### Klinik
Kopfschmerzen, Fieber, Nackensteife, Bewusstseinstrübung.

### Diagnose
Siehe „Bakterielle Meningitis".
Liquormikroskopie: Pleozytose mit vielen Monozyten.

### Therapie
Ampicillin + Gentamicin.

### Prophylaxe
Bei Immundefizienz den Verzehr von Rohmilchprodukten oder Käse mit schmierigem Belag vermeiden.
Meldepflicht ► Tab. 26.3.

> Cephalosporine sind gegen Listerien unwirksam!

## Shunt-Meningitis
Patienten mit externer Liquordrainage oder Shunt können durch aufsteigende Bakterien eine Meningitis entwickeln. Die Erreger sind meist **Staphylokokken** (Hautkeime), seltener **Enterobakterien** oder **Pseudomonas.**

### Klinik
Siehe bakterielle Meningitis.

### Diagnose
Siehe bakterielle Meningitis.

### Therapie
Antibiotika möglichst nach Erregernachweis. Initial z. B. Cephalosporin Gruppe 3 (Cefotaxim, Ceftriaxon, Ceftazidim) oder Meropenem + liquorgängige Staphylokokken-wirksame Substanzen wie Fosfomycin, Rifampicin, Linezolid. Bei Ventrikulitis evtl. intrathekal Vancomycin.
Die Entfernung des infizierten Shunts/Drainage ist oft unumgänglich.

## Neuroborreliose
Siehe ► Kap. 20 „Lyme-Borreliose".

## Tuberkulöse Meningitis
Siehe ► Kap. 6 „Tuberkulose".

## Frühsommermeningoenzephalitis (FSME)
Der Erreger, das **FSME-Virus,** wird durch Zecken (in Europa *Ixodes ricinus*) auf den Menschen übertragen, sehr selten durch infizierte Milch von Schafen oder Ziegen. Erregerreservoir sind Mäuse, Vögel, Rotwild. In Deutschland tritt FSME nur in bestimmten Regionen auf (Baden-Württemberg, Bayern, südliches Hessen, Rheinland-Pfalz, Thüringen). FSME-Endemiegebiete in Europa sind Österreich, die baltischen Länder, Russland, Polen, Tschechien, Südschweden, Finnland und die Balkanländer. Die meisten Erkrankungen treten abhängig von den Zecken von Juni bis September auf.
**Inkubationszeit:** 7 bis 14 (28) Tage.

### Klinik
Nur bei ca. 30 % der Infizierten treten Krankheitssymptome auf. Der Verlauf ist biphasisch. Zunächst grippeähnliche Symptome, Fieber, Kopfschmerzen, Erbrechen. Nach einen fieberfreien Intervall von 1 bis 3 Wochen tritt bei 10 % eine Meningoenzephalitis auf: Fieber, Erbrechen, meningealer Reiz, evtl. Koma. Gefahr von Myelitis mit neurologischen Ausfällen, Paresen, Anfallsleiden. Bei ca. 1 % der Erkrankten mit ZNS-Beteiligung letaler Verlauf.

### Diagnose
► Liquoruntersuchung: mikroskopisch (Zytologie), laborchemisch
► bei Krankheitsbeginn Virusnachweis in Liquor, Blut (PCR)
► Nachweis spezifischer IgM-, IgG-Antikörper

### Therapie
Symptomatisch. Keine spezifische Therapie.

### Prophylaxe
Eine Impfung wird für besonders gefährdete Personen in Risikogebieten empfohlen, die beruflich oder durch Freizeitaktivitäten eine erhöhte Zecken-Exposition aufweisen (Waldarbeiter, Förster, Jogger u. a.). Schutz vor Zeckenstichen durch bedeckende Kleidung, Repellents.
Meldepflicht ► Tab. 26.3.

## Herpes-Enzephalitis
Eine Enzephalitis durch Herpes-simplex-Viren entsteht meist bei Primärinfektion, seltener bei Reaktivierung. Die Infektion manifestiert sich meist in den Temporallappen. Unbehandelt liegt die Letalität bei 70 %, bei Überlebenden treten häufig Langzeitschäden auf. Der frühzeitige Beginn einer Aciclovir-Therapie verbessert die Prognose entscheidend.

### Klinik
Hoch akuter Verlauf. Kopfschmerzen, Fieber, Erbrechen, Krampfanfälle, Bewusstseinstrübung, Lähmungen, evtl. Koma

### Diagnose
► Liquoruntersuchung: mikroskopisch (Zytologie), laborchemisch
► Erregernachweis im Liquor (PCR)

bildgebende Verfahren: Veränderungen im Temporallappen

**Therapie**

Bei Verdacht unverzüglich Aciclovir i. v. Meldepflicht ▶ Tab. 26.3.

> Im CT, MRT nachgewiesene Herde in der Temporalregion sind hinweisend auf eine Herpes-simplex-Enzephalitis.

**Kryptokokken-Meningits**
▶ Kap. 19.

**Zerebrale Toxoplasmose**
▶ Kap. 20.

## Poliomyelitis

Die Erreger, Polioviren, infizieren die graue Substanz des Rückenmarks. In Deutschland ist die Erkrankung durch Impfung eliminiert, es treten nur sehr selten importierte Fälle auf. Infizierte scheiden das Virus im Rachensekret und im Stuhl aus. Die Übertragung erfolgt vorwiegend fäkal-oral. 98 % der Infektionen verlaufen asymptomatisch. **Inkubationszeit:** 3 bis 30 Tage.

**Klinik**

Symptomatischer Verlauf: zunächst Fieber, Pharyngitis, Erbrechen, Durchfall. Bei 5–10 % nach einer Woche erneuter Fieberanstieg, Kopfschmerzen, Nackensteifigkeit. Bei < 1 % paralytisches Stadium mit schlaffen Lähmungen (Extremitäten, evtl. Zwerchfell). Nach Jahren kann eine Zunahme von Paralysen und Muskelschwund auftreten.

**Diagnose**

Erregernachweis (PCR) in Rachenspülwasser oder Stuhl.

**Therapie**

Keine spezifische Therapie.

**Prophylaxe**

Aktive Immunisierung mit Totimpfstoff. Meldepflicht ▶ Tab. 26.3.

## Hirnabszess

Hirnabszesse sind umschriebene, abgekapselte Entzündungen im Gehirngewebe mit Eiteransammlung und zentraler Erweichung. Ein perifokales Ödem erzeugt erhöhten intrakraniellen Druck. Hirnabszesse entstehen entweder fortgeleitet: z. B. ausgehend von Eiterungen im Kopfbereich (Sinusitis, Otitis media, Mastoiditis) oder hämatogen z. B. aus pulmonalen Herden oder embolisch z. B. bei Endokarditis.
Bei den **Erregern** handelt es sich meist um aerob/anaerobe Mischinfektionen. Anaerobier (Peptokokken, Fusobacterium, *Bacteroides*); Staphylokokken, Streptokokken, seltener Enterobakterien.
Bei **Immundefizienz:** Nokardien (grampositive, aerobe, verzweigte Stäbchenbakterien, die ubiquitär in Erde, Staub vorkommen. Eintrittspforte ist meist die Lunge, manchmal Hautläsionen, Wunden).

**Klinik**

Kopfschmerzen, Schwindel, Erbrechen, fokale neurologische Ausfälle oder Krämpfe, Sprachstörungen, Paresen. Oft Fieber, Leukozytose.

**Diagnose**

▶ bildgebende Verfahren: CT; MRT
▶ Erregernachweis: mikrobiologische Untersuchung von Abszessmaterial. Liquor zum Erregernachweis ungeeignet.

**Therapie**

▶ möglichst neurochirurgische Intervention mit Sanierung des Herdes
▶ Antibiotika: für 3–4 Wochen und länger. Kalkuliert: Penicillin G oder Cefotaxim + Metronidazol evtl. + Fosfomycin oder Linezolid

---

▶ Die akute bakterielle Meningitis ist eine lebensbedrohliche Erkrankung, die unbehandelt oft innerhalb weniger Tage oder Stunden tödlich endet. Entscheidend für die Prognose ist die frühzeitige Antibiotikatherapie.
▶ Die meisten viralen Meningitiden verlaufen gutartig.
▶ Die Herpes-Enzephalitis verläuft perakut und hat eine ungünstige Prognose. Bereits bei Verdacht muss eine Therapie mit Aciclovir erfolgen.

**ZUSAMMENFASSUNG**

## Konjunktivitis

Die Bindehautentzündung ist die häufigste Infektion am Auge, am häufigsten verursacht durch Bakterien oder Viren, selten durch Pilze oder Amöben.

**Erreger:**
▶ Bakterien: *Staph. aureus,* Pneumokokken, *H. influezae, Moraxella,* Streptokokken, Chlamydien, Enterobakterien oder *Pseudomonas* (bei Kontaktlinsen). Bei Neugeborenen Chlamydien- oder Gonokokken-Konjunktivitis bei Infektion der Mutter (▶ Abb. 8.1).
▶ Viren: Adenoviren Serotypen 3, 4, 7 (Schwimmbadkonjunktivitis); Adenoviren Serotypen 8, 19, 37 (epidemsiche Keratokonjunktivitis); Enteroviren (akute hämorrhagische Konjunktivitis), HSV
▶ Selten *Candida, Acanthamöba* (Kontaktlinsen!)

**Klinik**
Gerötetes Auge, Fremdkörpergefühl, evtl. Juckreiz, eitriges Sekret, verklebte Augen.

**Diagnose**
Erregernachweis.

**Therapie**
Lokal antibiotikahaltige Augentropfen oder -salbe, z. B. Gentamicin, Tetracyclin, Neomycin, Polymyxin B, Ofloxacin, Ciprofloxacin, Fusidinsäure.

## Keratitis

Die Entzündung der Hornhaut geht oft mit Ulzerationen oder Erosionen einher und muss wegen der Gefahr des Visusverlustes unverzüglich behandelt werden. Die Infektion entsteht oft durch Verletzungen, Fremdkörper, bei bakterieller Konjunktivitis, Dakrozystitis oder durch kontaminierte Kontaktlinsen. Bei Herpes-Viren sind auch Reaktivierungen möglich. Ulzerationen können zu einer Perforation der Hornhaut und zu Endophthalmitis führen.

**Erreger:**
▶ Bakterien: *Staph. aureus,* Pneumokokken, *Moraxella,* Streptokokken; *P. aeruginosa* bei Kontaktlinsen
▶ Viren: HSV, VZV, Adenoviren (Keratitis epidemica)
▶ *Candida, Aspergillus, Acanthamöba* (Kontaktlinsen!)

**Klinik**
Rötung, Fremdkörpergefühl, Schmerzen, Lichtscheu, Visusverschlechterung durch Hornhauttrübung.

**Diagnose**
▶ augenärztliche Untersuchung (!)

▶ Erregernachweis (Kultur, PCR)

**Therapie**
▶ sofortiger Beginn! Antibiotikahaltige Augentropfen oder -salbe (s. „Konjunktivitis")
▶ bei tiefem Ulkus mit drohender Perforation: Antibiotika parenteral, z. B. Cephalosporin
▶ bei Herpes-Viren: Aciclovir
▶ bei Pilzen Antimykotika
▶ Facharzt konsultieren

## Uveitis

Die Entzündung der Aderhaut tritt in der Regel im Rahmen anderer Grunderkrankungen auf:
▶ Uveitis anterior = Iritis, Iridozyklitis, z. B. bei Infektionen mit HSV, VZV, CMV
▶ Uveitis posterior = Chorioretinitis, z. B. bei systemischen Infektionen wie Toxoplasmose, CMV-Infektion, Pilzsepsis u. a.

**Diagnose**
▶ augenärztliche Untersuchung, Spiegelung Augenhintergrund
▶ evtl. Nachweis erregerspezifischer Antikörper

**Therapie**
Je nach Grunderkrankung.

## Endophthalmitis

Die Infektion des Augeninneren (einschließlich Glaskörper) entsteht entweder postoperativ (z. B. Katarakt-OP), durch perforierende Verletzungen, Hornhautulkus oder metastatisch bei Sepsis. Die Infektion kann dramatisch verlaufen und zur Erblindung führen.

**Erreger:** *Staph. aureus,* Pneumokokken, Streptokokken, *Pseudomonas,* Enterobakterien, Anaerobier, *Candida.*

**Klinik**
Augenschmerz, Gefäßinjektion, Lichtscheu, Visusverschlechterung.

**Diagnose**
Erregernachweis in Kammerwasser oder Glaskörperaspirat (Kultur, PCR).

**Therapie**
Für die Prognose ist die möglichst frühzeitige Therapie entscheidend. Neben der lokalen Anwendung (z. B. intravitreale Injektion) ist immer eine hoch dosierte systemische Antibiotikatherapie notwendig (z. B. mit Cephalosporin: Cefotaxim, Ceftriaxon, Ceftazidim + Rifampicin oder Vancomycin; Carbapenem).
Bei Candida-Infektion Antimykotika, z. B. Fluconazol.

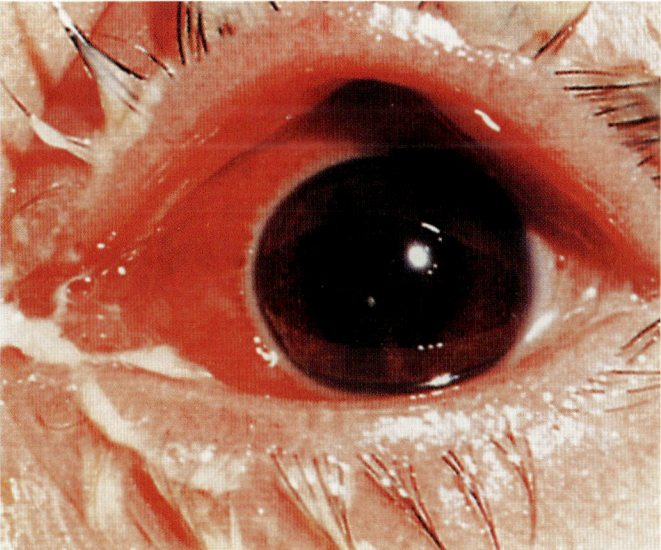

**Abb. 8.1:** Eitrige Konjuktivitis. [E491]

---

▶ Die Bindehautentzündung ist die häufigste Infektion am Auge.
▶ Die Keratitis geht oft mit Erosionen, Ulzerationen einher.
▶ Bei Hornhautulkus besteht die Gefahr der Perforation.
▶ Bei dramatischem Verlauf der Endophthalmitis besteht die Gefahr der Erblindung.

**ZUSAMMENFASSUNG**

# 9 GASTROINTESTINALE INFEKTIONEN

## *Helicobacter*-Infektion

Die Prävalenz von *Helicobacter (H.) pylori* (mikroaerophile, gekrümmte oder spiralige Stäbchenbakterien mit starker Urease-Produktion) beträgt in den Entwicklungsländern > 90 % (Infektion meist schon im Kindesalter), in westlichen Industrieländern 30–40 %. Die Übertragung erfolgt von Mensch zu Mensch. Die Urease-Produktion von Helicobacter ermöglicht ihm das Überleben im sauren Magenmilieu. Diagnostisch wird der Urease-Nachweis als Testverfahren verwendet.

### Klinik

Nach Infektion persistieren die Erreger auf der Magenschleimhaut und führen zu einer **chronischen Gastritis** (Typ B) vorwiegend im Antrum, die meist asymptomatisch verläuft. Als Folge können **gastroduodenale Ulzera,** insbesondere ein Duodenalulkus, auftreten. Nach Jahren kann die chronische Infektion zu einem Magenkarzinom führen. Patienten mit persistierender *H.-pylori*-Infektion haben ein **4- bis 6-faches Risiko,** ein **Adenokarzinom** oder ein **MALT-Lymphom** des Magens zu entwickeln.

### Diagnose

Gastroskopie mit Biopsie zum Erregernachweis.

Erregernachweis:
- ▶ Urease-Schnelltest
- ▶ histologisch nach Spezialfärbung
- ▶ PCR
- ▶ kulturelle Anzüchtung auf Spezialnährmedien und Resistenztestung (besonders bei Therapieversagen und Rezidiv zu empfehlen). Spezial-Transportmedien erforderlich!
- ▶ Harnstoff-Atemtest: Nach Aufnahme von C13 markierten Harnstoff, der durch Spaltung mittels Urease bei Vorliegen von *H. pylori* in Ammoniak und $CO_2$ gespalten wird, kann 13C-markiertes $CO_2$ in der Atemluft nachgewiesen werden.
- ▶ Antigennachweis im Stuhl

### Eradikationstherapie

Kombination von Säureblocker ($H_2$-Blocker, Protonenpumpenhemmer z. B. Omeprazol, Pantoprazol u. a.) mit zwei verschiedenen Antibiotika z. B. Clarithromycin + Amoxicillin oder Metronidazol. Zweitlinientherapie Amoxicillin + Levofloxacin. Erfolgsrate nach Ersttherapie ca. 90 %. Ein Problem sind Resistenzentwicklungen, vor allem bei Metronidazol und Makroliden. Bei Ersttherapie Resistenz gegen Metronidazol 30 %, gegen Makrolide 5 %. Nach Rezidivtherapie starke Resistenzzunahme, oft Mehrfachresistenz gegen beide Antibiotika.

> Bei jeder chronischen Gastritis oder Verdacht auf Ulkus sollte eine Untersuchung auf Helicobacter erfolgen. Bei Therapieversagen ist eine Resistenztestung zu empfehlen.

## Durchfall

Durchfall als Hauptsymptom von Darminfektionen ist häufig. Die Erreger sind Bakterien, Viren oder Protozoen. Die Übertragung erfolgt i. d. R. fäkal-oral, z. B. über kontaminierte Lebensmittel, Wasser oder durch Schmierinfektion. Je nach Pathogenitätsmechanismen der Erreger sind die Symptome und der Therapiebedarf unterschiedlich (▶ Tab. 9.1).

### Erreger

**Viren:** am häufigsten Noroviren (Erwachsene) oder Rotaviren (Kinder).
**Bakterien:** verursachen je nach Pathogenitätsmechanismus unterschiedliche Symptome. Enteroinvasive Erreger, z. B. Salmonellen, *Campylobacter,* Yersinien, befallen die Darmwand und verursachen schleimig-blutigen Durchfall mit hohem Fieber > 38,5 °C. Bei Salmonellen besteht bei eingeschränkter Immunfunktion (Säuglinge, hohes Alter u. a.) die Gefahr einer Generalisierung (s. u. „Salmonellose"). Enterotoxische Bakterien, z. B. enterotoxische *E. coli* (ETEC) oder Vi-

**Tab. 9.1:** Erreger, Symptome und Therapie bei Durchfall.

| Erreger | Pathogenitätsmechanismus/Symptome | Dauer (Tage) | Therapie*** |
|---|---|---|---|
| **Viren** | | | |
| Rotaviren (Kinder), Noroviren (Erwachsene) | Plötzlicher Beginn, Erbrechen, wässeriger Durchfall ohne/wenig Fieber, epidemieartige Ausbreitung | 2–7 | Symptomatisch, keine spezifische Therapie |
| **Bakterien** | | 2–7 | |
| Salmonellen (enteritische) | Enteroinvasiv, dringen in Darmwand ein: Durchfall, Fieber › 38,5 °C, Bauchschmerzen, Erbrechen | 2–7 | Erwachsene: Ciprofloxacin Kinder: Aminopenicillin, Cotrimoxazol |
| *Campylobacter* | Enteroinvasiv (s. o.), blutiger Durchfall, Fieber | 3–21 | Makrolid oder Ciprofloxacin* |
| Yersinien | Enteroinvasiv (s. o.), blutiger Durchfall, Fieber | 7–14 | Doxycyclin oder Ciprofloxacin* |
| Shigellen | Enteroinvasiv, Toxinproduktion (Shigatoxin: enterotoxisch und zytotoxisch). Schleimig-blutiger Durchfall, Bauchschmerzen, Fieber | 2–3 | Ciprofloxacin* |
| ETEC (enterotoxische *E. coli;* häufig bei Reisediarrhö) | Toxinproduktion, Störung im Wasserhaushalt: wässeriger Durchfall ohne Fieber | 2–6 | Symptomatisch |
| EHEC (enterohämorrhagische *E. coli*) | Shigatoxin/Verotoxin: Blutiger Durchfall. Komplikation: HUS | 5–10 | keine Antibiotika! |
| C. difficile | Zytotoxisch: übel riechender grün-blutiger Durchfall, Fieber, Leukozytose; evtl. Kolitis mit oder ohne Pseudomembranen | – | Metronidazol p. o./i. v.; Vancomycin p. o. |
| **Protozoen** | | | |
| *G. lamblia*** | Chronischer Durchfall für Wochen, Dyspepsie | Wochen | Metronidazol |
| *E. histolytica*** | Chronischer Durchfall für Wochen, himbeergeleeartige Stühle, Gefahr von Leberabszess | Wochen | Metronidazol Zysten-Sanierung mit Paromomycin oder Diloxanid |

\* Erwachsene

\*\* nach Auslandsreisen (Tropen, warme Länder)

\*\*\* symptomatisch immer Flüssigkeits- und Elektrolytsubstitution

brionen, produzieren Toxine, die den Wasserhaushalt stören und wässerigen Durchfall verursachen, ohne Fieber, aber mit hohem Flüssigkeits- und Elektrolytverlust. Enterotoxische *E. coli* sind häufige Erreger von Reisediarrhö. Bei zytotoxisch wirksamen Bakterien verursachen die Toxine Läsionen im Darm mit blutigem Durchfall, z. B. *C. difficile* (s. u. „*C.-difficile*-assoziierte Diarrhö"). Shigellen, EHEC (enterohämorrhagische *E. coli*): blutiger Durchfall, durch Verotoxin evtl. hämolytisch-urämisches Syndrom (HUS) (s. u. „Enterohämorrhagische *E. coli* [EHEC]").
**Protozoen:** Vor allem *G. lamblia* und *E. histolytica* verursachen häufig chronischen Durchfall nach Auslandsaufenthalt. Bei Amöben besteht die Gefahr eines Leberabszesses.

### Diagnose
Nachweis der Erreger oder Toxine im Stuhl (▶ Tab. 9.1, ▶ Tab. 9.2).

### Therapie
Bei jedem Durchfall ist eine **Flüssigkeits- und Elektrolytsubstitution** als symptomatische Therapie wichtig. In leichten Fällen z. B. Orangensaft und Salzletten, in schweren Fällen WHO-Trunk (z. B. Elotrans, Oralpädon), bei Bedarf i. v. Substitution. Antibiotika sind nur notwendig bei generalisierten Infektionen oder Infektionen durch enteroinvasive oder zytotoxische Bakterien (▶ Tab. 9.1).

### Prophylaxe
Lebensmittelhygiene. Bei Tropenreisen die alte Regel beachten: Cook it, peal it or forget it!

**Tab. 9.2** Diagnostisches Vorgehen bei Durchfall.

| Vorgehen | Diagnostik |
|---|---|
| Anamnese | Stuhlhäufigkeit, -beschaffenheit (wässrig, blutig, schleimig), Dauer der Beschwerden, Inkubationszeit, Bauchschmerzen, Gruppenerkrankung, Auslandsreisen, Medikamente |
| Klinische Untersuchung | Fieber, Bauchdecke gespannt, Druckschmerz, Darmgeräusche |
| Stuhluntersuchung* | ▶ Salmonellen, Shigellen, *Campylobacter*, Yersinien<br>▶ Zusätzlich bei blutigem Stuhl, HUS, Kinder < 6 Jahre: EHEC<br>▶ Bei Antibiotika-Anamnese: *C.-difficile*-Toxin<br>▶ Reiserückkehr, chronischer Durchfall: Amöben, *Giardia lamblia* |
| Blutkulturen | Bei hohem Fieber zusätzlich zur Stuhluntersuchung Blutkulturen anlegen! |

*  Erregernachweis anzustreben bei Fieber > 38,5 °C, blutigem Stuhl, Durchfall > 3 Wochen, Epidemie, Säuglingen, alten Patienten, Immundefizienz, chronischen Darmerkrankungen

---

> Wässriger Durchfall ohne Blut spricht für Enterotoxine. Blut/Eiter im Stuhl weist auf eine invasive Infektion mit Schleimhautläsionen hin (▶ Tab. 9.3).

**Tab. 9.3** Symptomabhängige Diagnose bei Durchfallerkrankungen.

| Durchfall | Erbrechen | Fieber | Erreger |
|---|---|---|---|
| Wässrig, kurz nach dem Essen | + | 0 | Toxine von *Staph. aureus*, *B. cereus*, *C. perfringens* |
| Wässrig | 0 | 0 | ETEC |
| Wässrig, epidemieartige Ausbreitung | + | + | Noroviren; Kinder: Rotaviren |
| Blutig/eitrig | + | ++ | Salmonellen |
| Blutig/eitrig | 0 | ++ | Campylobacter, Shigellen, Yersinien |
| Blutig | 0 | 0/+ | EHEC, EIEC |
| Blutig, während/nach Antibiotika | 0 | + | *C. difficile* |

++= hohes Fieber > 38,5 °C, += mäßiges Fieber

## Spezielle Darminfektionen

### Virale Gastroenteritis
**Rotaviren** sind weltweit die häufigste Ursache einer Gastroenteritis bei Kindern. **Noroviren** verursachen > 90 % der Gastroenteritiden bei Erwachsenen und Kindern in Deutschland, vor allem im Winter. Die Norovirus-Infektion ist hochinfektiös. Wegen der sehr niedrigen Infektionsdosis (ab 10 Viruspartikel), der hohen Viruszahlen im Stuhl Erkrankter und der Umweltresistenz der Erreger ist oft eine epidemieartige Ausbreitung, z. B. in Krankenhäusern, Altenheimen, Hotels, Kreuzfahrtschiffen, zu verzeichnen. Die Übertragung erfolgt vorwiegend über Schmierinfektion. Seltener wird Durchfall durch Adeno-, Astro- oder Coronaviren verursacht.
**Inkubationszeit:** 1 bis 2 Tage.

### Klinik
Wässriger Durchfall, Erbrechen, evtl. leichtes Fieber. Dauer 2–7 Tage. Ausscheidungsdauer 1–2 Wochen.
Bei Immundefizienz chronischer Verlauf mit monatelanger Virusausscheidung.

### Diagnose
▶ Klinik, oft Kleinraumepidemien
▶ Virusnachweis im Stuhl (PCR, Antigentest)

---

### Therapie
Symptomatisch Flüssigkeits- und Elektrolytsubstitution. Keine spezifische Therapie. Bei Rotaviren ist eine Immunisierung mit oralem Lebendimpfstoff möglich.

> Noroviren sind hochinfektiös und breiten sich meist epidemieartig aus.

## Salmonellose
Enterititsche Salmonellen kommen bei Mensch und Tieren vor (ca. 2.500 Serovare, die häufigsten Serovare in Deutschland sind *S. enteritidis, S. typhimurium*). Die Übertragung erfolgt durch orale Aufnahme, z. B. von nicht ausreichend erhitzten tierischen Lebensmitteln (Fleisch, Hähnchen, Eier). Infektionsdosis > $10^5$ Keime. Die Erreger befallen die Darmwand und verursachen eine Entzündungsreaktion in der Lamina propria. In Deutschland treten ca. 40.000 Erkrankungen/Jahr auf.
**Inkubationszeit:** 6 bis 32 Stunden.

### Klinik
Durchfall (blutig), Bauchschmerzen, Fieber > 38,5 °C, evtl. Erbrechen.

### Komplikationen
Sepsis, hämatogene Streuung, Absiedelung in Organe.

### Diagnose
Erregernachweis im Stuhl, bei Sepsis zusätzlich in Blutkulturen.

### Therapie
Flüssigkeits- und Elektrolytsubstitution. Antibiotika bei Verdacht auf Sepsis, schweren Verlauf, bei Risikopatienten, z. B. Kleinkindern, Patienten > 70 Jahre, Immundefizienz. Erwachsene: Ciprofloxacin. Kinder Aminopenicillin oder Cotrimoxazol.

### Prophylaxe
Hygiene beachten beim Zubereiten von Speisen. Eier- und Fleischspeisen ausreichend erhitzen.

> Quelle für enteritische Salmonellosen sind oft ungenügend erhitzte tierische Lebensmittel. Bei verminderter Immunabwehr (Säuglinge, hohes Alter) besteht die Gefahr von septischer Streuung.

## Typhus/Paratyphus

Weltweit treten > 20 Mio. Erkrankungen/Jahr, hauptsächlich in Entwicklungsländern auf. In Deutschland ca. 80/Jahr, meist importiert.

*Salmonella (S.) typhi, S. paratyphi* A, B, C verursachen **septische Allgemeininfektionen mit Darmbeteiligung.** Vorkommen nur beim Menschen. Die Übertragung erfolgt fäkal-oral, z. B. mit kontaminierten Lebensmitteln oder Wasser. Die Infektionsdosis ist niedriger als bei enteritischen Salmonellen ($10^2$–$10^3$ Keime).

*S. typhi* durchdringt die M-Zellen der Mukosa im Dünndarm, gelangt in die Lamina propria und wird von Makrophagen aufgenommen, es ist intrazellulär überlebensfähig. Vermehrung in regionalem Lymphgewebe. Die Erreger gelangen in die Blutbahn und werden in andere Organe gestreut. **Inkubationszeit:** 1 bis 3 Wochen.

### Klinik

**1. Krankheitswoche:** stufenförmiger Fieberanstieg bis 40 °C. Milzschwellung, relative Bradykardie, oft Leukopenie, Obstipation. Roseolen auf der Bauchhaut (infektiöse Erregerabsiedelungen).

**2./3. Krankheitwoche:** Fieberkontinua ca. 40 °C, Durchfall (Vermehrung der Erreger in den lymphatischen Systemen des Darms), Kopfschmerzen, Benommenheit.

**4./5. Krankheitswoche:** nachlassendes Fieber, Besserung des Allgemeinzustands. Gefahr von Darmblutungen, Peritonitis durch Nekrosenbildung in den Peyer-Plaques. Letalität unbehandelt 15 %, trotz Therapie 1–2 %.

**Dauerausscheider:** 5 % werden Dauerausscheider (Ausscheidung > 10 Wochen). Sanierung mit Ciprofloxacin (Erwachsene), evtl. Cholezystektomie. Paratyphus wie Typhus aber milderer Verlauf.

### Komplikationen

Streuherde in allen Organen, z. B. Knochen, die oft erst nach Monaten oder Jahren auffallen. Evtl. Pneumonie, Myokarditis, Kreislaufversagen. Darmblutungen, Peritonitis.

### Diagnose

Erregernachweis:
▶ 1. Krankheitswoche in Blutkulturen
▶ ab 2. Krankheitswoche im Stuhl

### Therapie

Ciprofloxacin (Erwachsene) oder Cephalosporin Gruppe 3.

### Prophylaxe

Wasser- und Lebensmittelhygiene beachten. **Impfung:** oral oder parenteral (bei Reisen in Entwicklungsländer empfohlen). Die Impfung schützt nicht vor Erkrankung, mildert aber den Verlauf ab. Impfschutz 2–3 Jahre.

> Typhus ist eine septische Erkrankung (Blutkulturen abnehmen!), die immer eine Antibiotikatherapie erfordert.

## *Campylobacter*-Enteritis

Die Erreger, *Campylobacter (C.) jejuni* und *C. coli,* kommen bei Tieren und in der Umwelt vor. Die Übertragung erfolgt fäkal-oral, z. B. über kontaminierte Lebensmittel oder Schmierinfektion. *Campylobacter* vermehrt sich, anders als z. B. Salmonellen, nicht in Lebensmitteln.
**Inkubationszeit:** 2 bis 5 Tage.

### Klinik

Asymptomatischer Verlauf oder akute Enteritis mit blutigem Durchfall. Fieber > 38 °C, Bauchschmerzen, Myalgien. Meist selbstlimitierend nach 5–7 Tagen. Bei 5–10 % sind Rückfälle möglich.

### Diagnose

Erregernachweis im Stuhl.

### Therapie

Symptomatisch Flüssigkeits- und Elektrolytsubstitution. In schweren Fällen Makrolid oder Ciprofloxacin.

### Prophylaxe

Lebensmittelhygiene.

## Yersiniose

Die Erreger sind *Y. enterocolitica* (in Europa vorwiegend Serotypen O:3, O:9) oder *Y. pseudotuberculosis,* die bei Tieren vorkommen. Die Übertragung auf den Menschen erfolgt meist durch kontaminierte Lebensmittel.
**Inkubationszeit:** 4 bis 7 Tage.

### Klinik

Durchfall (dünnbreiig, evtl. schleimig-blutig), Bauchschmerzen, Fieber. Bei Risikopatienten (Immundefizienz) evtl. septische Streuung.

**Pseudoappendizitis:** Yersinien können eine mesenteriale Lymphadenitis und eine akute terminale Ileitis verursachen, die mit denselben Symptomen wie eine Appendizitis einhergehen (oft bei Patienten 10.–30. Lebensjahr).

### Komplikationen

Arthritis, Arthralgien Tage bis Wochen nach der akuten Infektion (häufiger bei Patienten mit HLA Typ B27). Morbus Reiter.

### Diagnose

▶ Erregernachweis im Stuhl
▶ bei Folgekrankheiten: Nachweis spezifischer Antikörper

### Therapie

Symptomatisch Flüssigkeits- und Elektrolytsubstitution. Bei schwerem Verlauf Ciprofloxacin; Doxycyclin.

## Shigellose

Shigellen kommen nur beim Mensch vor. In Deutschland vorkommende Fälle sind meist mit einem Auslandsaufenthalt assoziiert. Von den infrage kommenden Erregern (*S. dysenteriae, S. sonnei, S. flexneri, S. boydii*) ist *S. dysenteriae* am pathogensten. Die Übertragung erfolgt fäkal-oral durch kontaminiertes Trinkwasser oder Nahrungsmittel. Es genügt eine geringe Infektionsdosis (< 100 Keime). Die Erreger befallen invasiv die Epithelzellen des terminalen Ileums und Kolons. Das produzierte **Shigatoxin** wirkt zytotoxisch und enterotoxisch.
**Inkubationszeit:** 1 bis 4 Tage.

### Klinik

Schleimig-blutiger Durchfall, Tenesmen, Bauchschmerzen, Fieber.

### Diagnose

Erregernachweis im Stuhl.

### Therapie

Symptomatisch Flüssigkeits- und Elektrolytsubstitution. Erwachsene Ciprofloxacin, Kinder Cotrimoxazol.

## Enterohämorrhagische *E. coli* (EHEC)

Die Erreger kommen bei Wiederkäuern (Rind, Schaf, Ziege) vor. Die Übertragung erfolgt fäkal-oral, z. B. über kontaminierte Lebensmittel wie Rohmilchprodukte, rohes/ungenügend erhitztes Fleisch, fäkal kontaminierte Pflanzen (Salat, Sprossen!) oder durch Schmierinfektion (Streichelzoo). Die Infektionsdosis ist gering (< 100 Keime). Oft ist ein gehäuftes Auftreten zu verzeichnen, z. B. Mai/Juni 2011 Ausbruch in Deutschland mit ca. 4.000 Erkrankungen, davon 850 HUS-Fälle und 53 Todesfälle. Die Erreger produzieren ein **Shigatoxin/ Verotoxin,** das die Endothelzellen schädigt. Die Erkrankung ist bei 5–15 % mit einem hämolytisch-urämischen Syndrom (HUS) assoziiert, mit Thrombozytopenie, intravasaler Hämolyse, akutem Nierenversagen, besonders bei Kleinkindern. Die Letalität beträgt 3 %.
**Inkubationszeit:** 2 bis 10 Tage.

### Klink

Zunächst wässriger Durchfall, bei 20–50 % später blutig. Bauchschmerzen. Nach ca. 1 Woche evtl. HUS mit intravasaler Hämolyse, Thrombozytopenie, akutem Nierenversagen. Evtl. neurologische Ausfallerscheinungen.

### Diagnose

▶ Nachweis von Shigatoxin im Stuhl.
▶ Kultureller Erregernachweis und Nachweis von Toxinproduktion oder Toxin-Gen (PCR).

### Therapie

> Bei EHEC-Infektion keine Antibiotika (Steigerung der Toxinproduktion durch Antibiotika)!

Symptomatische Therapie (Flüssigkeits- und Elektrolytsubstitution), keine Antibiotika. Bei Nierenversagen Dialyse. Evtl. Plasmapherese.

### Prophylaxe

Lebensmittelhygiene. Keine unerhitzten Fleisch- oder Milchprodukte verzehren.

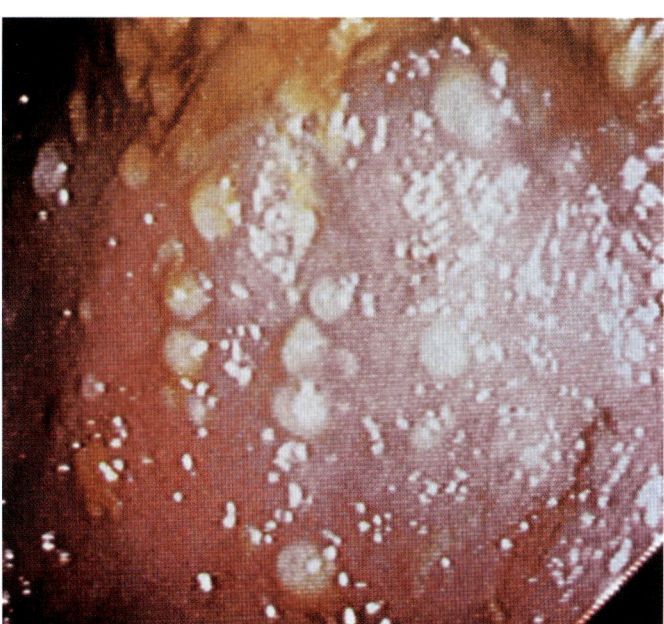

**Abb. 9.1:** Antibiotika-assoziierte Kolitis mit zahlreichen endoskopisch sichtbaren Läsionen. [E491]

## Infektionen durch andere enteropathogene *E. coli*

Darmpathogene Stämme von *E. coli* können durch unterschiedliche Mechanismen Durchfall auslösen:
▶ **Enterotoxische *E. coli* (ETEC)** sind die häufigsten Verursacher der Reisediarrhö. Ihr Toxin führt durch Störung des Wasserhaushalts der Zellen zu wässrigem Durchfall ohne Fieber.
▶ **Enteropathogene *E. coli* (EPEC)** binden an das Dünndarmepithel und zerstören Mikrovilli. Sie treten vor allem bei Säuglingen und Kleinkindern auf (Dyspepsie-Coli).
▶ **Enteroinvasive *E. coli* (EIEC)** binden an die Dickdarmmukosa und führen zur Entzündung und Ulzeration des Gewebes mit blutigem, schleimigem Durchfall.
▶ **Enteroaggregative *E. coli* (EAEC)** wirken im Dünndarm und verursachen vor allem bei Kindern in Entwicklungsländern anhaltenden Durchfall.
▶ **EHEC** siehe oben.

### Diagnose

Da *E. coli* zur normalen Stuhlflora gehören, können enteropathogene Stämme nur mit speziellen molekularbiologischen Tests identifiziert werden.

### Therapie

Symtomatisch Flüssigkeits- und Elektrolytersatz.

## Protozoen-Gastroenteritis

### Giardiasis

In Entwicklungsländern ist die Infektion mit *Giardia (G.) lamblia* häufig. In Deutschland kommt die Giardiasis meist als **reiseassoziierte** Infektion vor. Die Übertragung erfolgt in der Regel über mit Zysten kontaminiertes Wasser. *G. lamblia* kommen als **Zysten** oder vegetative Stadien (= Trophozoiten) vor. Die Trophozoiten haften im Dünndarm an Enterozyten und bewirken eine Atrophie der Mikrovilli mit Malabsorption.
**Inkubationszeit:** 1 Woche.

### Klinik

Wässriger Durchfall, Meteorismus, Flatulenz über Wochen.

### Diagnose

Nachweis von Zysten im Stuhl.

### Therapie

Metronidazol.

### Prophylaxe

Trinkwasser- und Lebensmittelhygiene.

### Amöbiasis

Weltweit treten ca. 50 Mio. Infektionen/Jahr auf. In Europa sind dies meist importierte Infektionen bei Reiserückkehrern. Die Erreger, *Entamoeba (E.) histolytica* (Protozoen, die als Magnaform oder Zysten vorkommen) werden meist über kontaminiertes Wasser oder Lebensmittel (Obst, Salat) aufgenommen. Im Dickdarm dringen die Magnaformen in die Enterozyten ein und verursachen **herdförmige Ulzerationen.** Inkubationszeit: Wochen bis Monate.

**Klinik**
Durchfall anfangs breiig, später blutig, Bauchschmerzen, Fieber.
**Extraintestinale Form:** Ein Amöbenleberabszess kann nach Monaten oder Jahren auftreten (10-mal häufiger bei Männern). Durch hämatogene Streuung sind auch Abszesse in anderen Organen möglich.

**Diagnose**
Erregernachweis im Stuhl.

**Therapie**
Metronidazol. Zur Sanierung von Zysten im Darm: Paromomycin oder Diloxanid.

**Prophylaxe**
Trinkwasser- und Lebensmittelhygiene.

## C. difficile-assoziierte Diarrhö (CDAD)/Kolitis

Die Erreger, *C. difficile* (sporenbildende anaerobe Stäbchenbakterien) kommen bei 10 % der Erwachsenen in der Darmflora vor und sind nur gegen wenige Antibiotika empfindlich. Wird durch eine Antibiotikatherapie die übrige Darmflora geschädigt, können sie sich ungehemmt vermehren und Zytotoxine produzieren, die zu Nekrosen bzw. Läsionen in der Darmwand führen. Während der Erkrankung werden Sporen in großen Mengen mit dem Stuhl ausgeschieden. Die Gefahr der Übertragung ist daher im Umfeld Erkrankter besonders hoch und stellt in Krankenhäusern eine Gefahr dar **(nosokomiale Infektionen!).** Durch die Ausbreitung neuer, virulenterer Stämme, z. B. Ribotyp 027 mit vermehrter Toxinpro-

duktion und geringerer Infektionsdosis, haben schwere Erkrankungen, z. T. mit tödlichem Verlauf, in den letzten Jahren zugenommen. Je nach Schweregrad entsteht eine *C.-difficile*-assoziierte Diarrhö (CDAD) oder *C.-difficile*-assoziierte Kolitis mit oder ohne Pseudomembranen. CDAD kann durch die meisten Antibiotika, sowohl bei oraler als auch bei parenteraler Applikation, ausgelöst werden. Einige Antibiotika sind jedoch mit einem höheren Risiko verbunden, z. B. Clindamycin, Aminopenicillin/β-Lactamase-Inhibitor.

**Klinik**
Die Symptome treten meist während einer Antibiotikatherapie auf (7–10 Tage nach Beginn), können aber auch erst Wochen nach Beendigung der Behandlung auftreten. Übel riechender grün-blutiger Durchfall, Bauchschmerzen, evtl. Fieber, Leukozytose. Bei 20 % treten einige Wochen nach Therapieende Rezidive auf.

**Komplikationen**
Darmperforation, Peritonitis.

**Diagnose**
▶ Toxinnachweis im Stuhl (Schnelltest)
▶ kultureller Erregernachweis im Stuhl (schwierig, langwierig)
▶ bei Kolitis: Koloskopie

**Therapie**
▶ leichte Fälle: Metronidazol p. o./i. v. 10–14 Tage
▶ schwere Fälle: Vancomycin p. o. 10–14 Tage
▶ Rezidiv: Vancomycin p. o. für 2–3 Wochen, beim 2. Rezidiv für 7 Wochen (intermittierend, ausschleichend) evtl. + Metronidazol.

In Erprobung sind neue Medikamente, z. B. Rifaximin, Fidaxomicin, die nicht aus dem Darm resorbiert werden.

> Nosokomiale Infektionen durch C. difficile sind ein zunehmendes Problem. Besondere Gefahr besteht im Umfeld Erkrankter (viele Sporen im Stuhl).

## Cholera
In Europa treten nur vereinzelte importierte Fälle auf. Die Übertragung erfolgt fäkal-oral, meist durch fäkal kontaminiertes Wasser oder roh verzehrte Meerestiere.
**Erreger:** *Vibrio cholerae* (meist Biovar El Tor), kommaförmige bewegliche Stäbchenbakterien.

**Klinik**
Akuter Beginn mit massivem wässrigem Durchfall (bis zu 1 Liter pro Stunde) = **Reiswasserstühle.** Durch den hohen Flüssigkeits- und Elektrolytverlust metabolische Azidose, Hypokaliämie, Kreislaufversagen.

**Diagnose**
Erregernachweis im Stuhl.

**Therapie**
Flüssigkeits- und Elektrolytsubstitution (z. B. WHO-Trunk), in schweren Fällen Infusionen.
Antibiotika verkürzen die Krankheitsdauer, z. B. Erwachsene Doxycyclin, Ciprofloxacin.

**Prophylaxe**
Trinkwasserhygiene beachten. Ein Impfstoff für Reisen in Endemiegebiete ist im Handel erhältlich.

## Lebensmittelvergiftungen
Toxine von *Staph. aureus* (Enterotoxine), *Bacillus cereus, Clostridium perfringens,* die mit der Nahrung aufgenommen werden, verursachen innerhalb weniger Stunden **Übelkeit, Erbrechen, Durchfall.** Die Symptome sind selbstlimitierend.
Gefährlicher ist eine Intoxikation durch **Botulinumtoxin** (Toxin von *Clostridium botu-*

*linum*), die in Deutschland selten vorkommt. Gelangen die in der Erde und auf Pflanzen vorkommenden Sporen der Erreger in nicht ausreichend erhitzte Lebensmittel mit anaerobem Milieu (Konserven, Schinken), wachsen sie zu toxinproduzierenden Bakterien aus. Nimmt der Mensch toxinhaltige Lebensmittel zu sich, wird das Toxin resorbiert und entfaltet seine Wirkung an den motorischen Endplatten (Neurotoxin), wo es die Acetylcholinfreisetzung hemmt, d. h. zu schlaffen **Lähmungen** führt (Augen-, Schlund-, Zungenmuskulatur mit Schluck- und Sprachstörungen). Nehmen Säuglinge Sporen der Bakterien auf (z. B. in Honig), können die Erreger sich im Darm etablieren und Toxin produzieren **(Säuglingsbotulismus)**. Das Toxin wird in geringer Dosierung in der Schönheitsmedizin zur Glättung von Falten angewendet. Durch 15-minütiges Erhitzen bei 100 °C wird das Toxin inaktiviert.

## Divertikulitis

Eine Divertikulitis entsteht bei der Infektion von Darmwandausstülpungen (Divertikel). Divertikel sind besonders bei älteren Personen häufig. Bei 90 % treten sie im Sigma auf. Einmalige oder rezidivierende Entzündungen der Darmausstülpungen treten bei 10–25 % der Personen mit Divertikeln auf. Die Entzündung kann auf die Darmausstülpung beschränkt bleiben oder sich auf die ganze Darmwand ausbreiten.

### Klinik

Schmerzen im linken Unterbauch; evtl. Fieber, Leukozytose; selten Erbrechen, Durchfall oder Verstopfung.

### Komplikationen

Abszesse, Peritonitis, Darmverengung, Darmverschluss, Fistelbildung zwischen Darm und Blase oder Vagina.

### Diagnose

► Klinik
► bildgebende Verfahren: Sonografie, Computertomografie Abdomen, Kontrastmitteldarstellung des Darms
► Koloskopie

### Therapie

Antibiotika (z. B. Aminopenicillin/β-Lactamase-Inhibitor; Chinolon + Metronidazol). Schwere Fälle: intravenöse Ernährung. Fortgeschrittene oder rezidivierende Fälle: operative Sanierung.

---

► Die häufigsten Erreger von Durchfall sind Viren (Noroviren bei Erwachsenen, Rotaviren bei Kindern).
► Bakterien verursachen je nach Pathogenitätsmechanismus unterschiedliche Symptome. Die Symptome geben daher Hinweise auf die wahrscheinlichen Erreger.
► Enteroinvasive Erreger (Salmonellen, *Campylobacter,* Yersinien) dringen in die Darmwand ein (schleimig-blutiger Durchfall, Fieber).
► Eine *C.-difficile*-assoziierte Diarrhö (CDAD) tritt im Zusammenhang mit Antibiotika auf.
► Durchfall durch Protozoen *(G. lamblia, E. histolytica)* tritt vor allem bei Reiserückkehrern auf.

**ZUSAMMENFASSUNG**

# 10 UROGENITALE INFEKTIONEN

## Harnwegsinfektionen (HWI) – Zystitis, Pyelonephritis

Harnwegsinfektionen entstehen i. d. R. **aszendierend** durch **Bakterien der Stuhl- oder Hautflora.** Frauen sind wesentlich häufiger betroffen durch die kurze Urethra. Weitere Risikofaktoren: Harnstau (durch Steine, Tumoren, Fehlbildungen, Prostatahyperplasie), urethraler Reflux, Diabetes mellitus, Schwangerschaft. Nosokomiale HWI: transurethraler Blasenkatheter. Ob Infektionen entstehen, wird außerdem beeinflusst von den Pathogenitätsfaktoren der Bakterien (▶ Abb. 10.1).

Die häufigsten **Erreger** sind *E. coli,* deren Pathogenitätsfaktoren sie besonders zu HWI befähigen (Pili/Fimbrien zur Adhäsion in den Harnwegen, Hämolysine, Urease, Kapsel u. a.; ▶ Abb. 10.1).
▶ **Ambulant** erworbene HWI: 70–80 % *E. coli,* 20–30 % Enterokokken, *Staph. saprophyticus* (honeymoon cystitis), selten andere Enterobakterien.
▶ **Nosokomial:** 40–60 % *E. coli,* 20 % Enterokokken, häufiger andere Enterobakterien, Pseudomonaden.

### Klinik
Klinisch ist es wichtig, zwischen unteren (Zystitis) und oberen HWI zu unterscheiden. **Unkomplizierte Zystitis** (nur bei Frauen; bei Männern meist mit Prostatabeteiligung): Blasenschmerz, Dysurie, kein Fieber.

**Pyelonephritis:** wesentlich schwerere Erkrankung, da die Erreger im Nierenparenchym sitzen. Fieber, Flankenklopfschmerz, Leukozytose. Unspezifische Symptome: Erbrechen, Kopfschmerzen. Kann mit oder ohne Zeichen einer Zystitis verlaufen.

### Komplikationen
Urosepsis. Chronifizierung von Pyelonephritis, Niereninsuffizienz.

### Diagnose
▶ Urinstatus (Leukozyturie, Nitritnachweis)
▶ mikrobiologische Untersuchung: quantitativer Erregernachweis im Urin

### Therapie
▶ **unkomplizierte Zystitis bei Frauen:** Fosfomycin-Trometamol, Chinolon, Cotrimoxazol, Aminopenicillin/β-Lactamase-Inhibitor, Therapiedauer 1–3 Tage
▶ **komplizierte HWI** (anatomische oder funktionelle Störungen, prädisp. Grunderkrankung, Beteiligung anderer Organe): längere Therapiedauer für 7–14 Tage, Beseitigung der komplizierenden Faktoren
▶ **Pyelonephritis:** Chinolon, Aminopenicillin/β-Lactamase-Inhibitor, Cephalosporin für 7–14 Tage oder 3–5 Tage nach Entfieberung, evtl. anfangs i. v. Bei komplizierten HWI: bei Abflussstörungen urologische Sanierung. Prädisponierende Grunderkrankung behandeln.

▶ **rezidivierende HWI** (> 3-mal/Jahr): AB gezielt für 2–4 Wochen. Prophylaxe: Antibiotika bei ersten Symptomen.
▶ **asymptomatische Bakteriurie:** Antibiotika nur notwendig bei Schwangeren wegen Gefahr von Pyelonephritis (z. B. Aminopenicillin, Cephalosporin), bei NTX, Immunsuppression oder urologischen Eingriffen.

## Genitale Infektionen bei Männern

### Urethritis
Wegen der längeren Harnröhre sind die **klinischen Zeichen** einer Urethritis bei Männern **ausgeprägter:** Brennen beim Wasserlassen, häufiger Harndrang, Ausfluss (eitrig oder serös). Bei Frauen verläuft die Infektion meist asymptomatisch oder ist mit einer Zystitits oder Kolpitis assoziiert. Die **Erreger** sind entweder Verursacher von HWI (z. B. *E. coli*) oder sexuell übertragbare Keime.

### Prostatitis
Die Prostatitis entsteht meist aufsteigend im Rahmen von HWI, seltener durch STD. **Häufigster Erreger** ist *E. coli,* seltener andere Enterobakterien, Chlamydien, Gonokokken.

#### Klinik
**Akute Prostatitis:** Miktionsbeschwerden, perinealer Schmerz, Fieber. Bei akuter bakterieller Infektion ist die Prostata geschwollen und sehr schmerzempfindlich, eine Prostatamassage ist bei akuter Prostatitis kontraindiziert!
**Chronische Prostatitis:** wichtige Quelle für rezidivierende HWI durch Erregerpersistenz in der Prostata.

#### Diagnose
Erregernachweis in Urin.

#### Therapie
Antibiotika nach Erregernachweis, z. B. Chinolon.

### Epididymitis
Die ein- oder beidseitige Infektion der Nebenhoden erfolgt meist als Komplikation einer bakteriellen HWI oder Prostatitis.

#### Klinik
Schmerzhafte Schwellung der Nebenhoden, oft Dysurie, Fieber.

#### Therapie
Antibiotika, z. B. Chinolon, Cotrimoxazol oder Cephalosporin. Analgetika. Hodenhochlagerung.

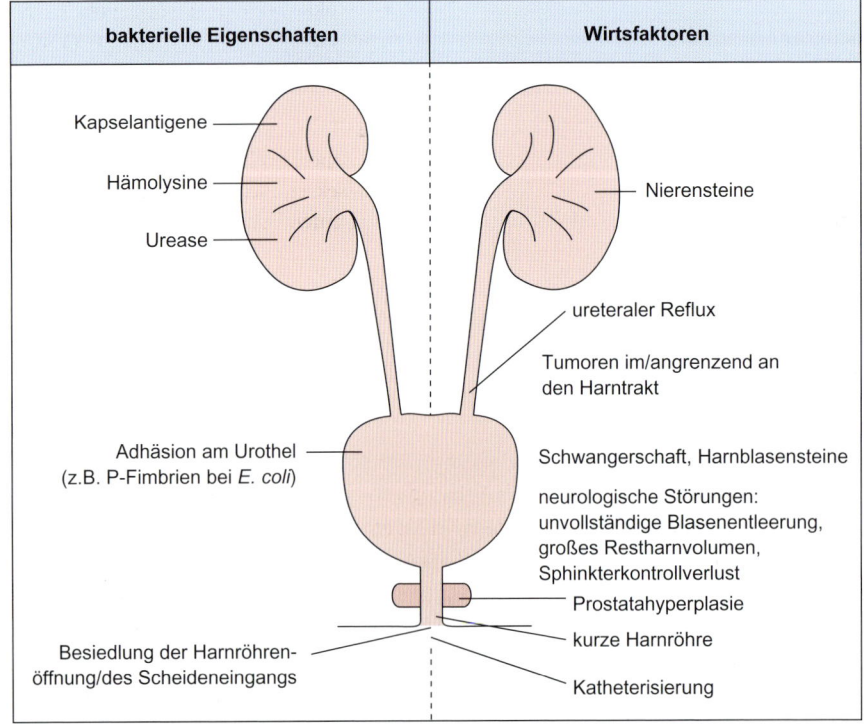

| bakterielle Eigenschaften | Wirtsfaktoren |
|---|---|

- Kapselantigene
- Hämolysine
- Urease
- Adhäsion am Urothel (z.B. P-Fimbrien bei *E. coli*)
- Besiedlung der Harnröhrenöffnung/des Scheideneingangs
- Nierensteine
- ureteraler Reflux
- Tumoren im/angrenzend an den Harntrakt
- Schwangerschaft, Harnblasensteine
- neurologische Störungen: unvollständige Blasenentleerung, großes Restharnvolumen, Sphinkterkontrollverlust
- Prostatahyperplasie
- kurze Harnröhre
- Katheterisierung

**Abb. 10.1** Schema:Risikofaktoren für HWI. [E491]

**Tab. 10.1:** Erreger, Symptome, Diagnose und Therapie der verschiedenen Vulvovaginitiden.

| Erkrankung | Erreger | Klinik | Ausfluss | Diagnose | Therapie |
|---|---|---|---|---|---|
| **Candida-Vulvovaginitis** | *Candida* | Weißer Fluor, Juckreiz, Vulvitis | Dick-weiß, krümelig, geruchlos | Mikroskopie/ Kultur: Sprosspilze | Lokal Nystatin oder Imidazole Rezidiv: oral Fluconazol zur Darmsanierung |
| **Aminkolpitis (bakt. Vaginose)** | *G. vaginalis* | Aminkolpitis, keine Vulvitis | Dünnflüssig, Fischgeruch | Mikroskopie: Clue Cells | Metronidazol lokal oder oral |
| **Trichomonadenkolpitis** | *T. vaginalis* | Vagina gerötet, selten Vulvitis | Dünnflüssiges, grünliches Sekret, süßlicher Geruch | Mikroskopie: begeißelte Trichomonaden | Metronidazol |
| **Herpes-simplex-Vulvovaginitis** | Herpes-simplex-Viren 2 | Ulzerierende Bläschen im Genitalbereich | Fehlt | Erregernachweis in Bläschen (PCR) | Aciclovir, Valaciclovir, Famciclovir |

## Orchitis

Die Orchitis wird am häufigsten durch Mumpsviren verursacht. Eine eitrige Orchitis kann fortgeleitet bei bakterieller Epididymitis entstehen.

**Klinik**
Schmerzhafte Hodenschwellung, Fieber.

**Therapie**
Wie Epididymitis.

## Genitale Infektionen bei Frauen

### Kolpitis/Vaginitis

Die Entzündung der Vagina ist oft mit einer Vulvitis, Zervizitis oder Urethritis assoziiert. Die Infektion erfolgt ausgehend von der Perianalflora oder durch Geschlechtsverkehr. Haupsymptome sind Juckreiz und Ausfluss, dessen Beschaffenheit auf die Erreger hinweist. Die Diagnose erfolgt mittels Erregernachweis (Mikroskopie, Kultur). ▶ Tab. 10.1.

### Candida-Vulvovaginitis

Der häufigste Erreger ist *C. albicans,* seltener andere Candida-Spezies. Der Infektionsweg ist meist endogen, ausgehend von der Darmflora. Prädisponierend ist eine Störung der Vaginalflora durch Antibiotika, Hormone, Kontrazeptiva (▶ Tab. 10.1).

### Aminkolpitis (bakterielle Vaginose)

Die Erreger sind *Gardnerella vaginalis* in Assoziation mit anderen anaeroben Bakterien wie z. B. *Bacteroides,* Peptokokken.

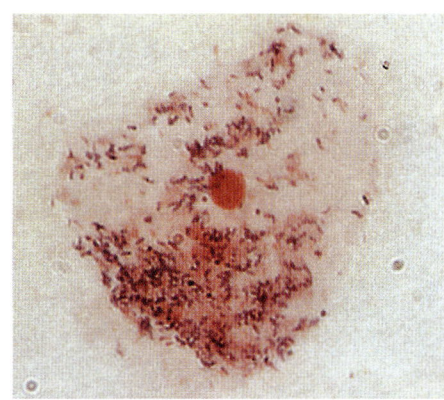

**Abb. 10.2** Clue cells bei bakterieller Vaginose. [E491]

Der typische grau-weiße Ausfluss erhält seinen charakteristischen fischartigen Geruch durch den Gehalt an Aminen. Der Fischgeruch wird durch Zugabe von Kalilauge verstärkt. Mikroskopisch finden sich im Ausfluss Plattenepithelzellen („clue cells", ▶ Abb. 10.2), dicht mit Bakterien besetzt (▶ Tab. 10.1).

### Trichomonadenkolpitis

Die Erreger der Trichomonadenkolpitis, *Trichomonas vaginalis,* können durch Schmierinfektion oder Geschlechtsverkehr übertragen werden (▶ Tab. 10.1).

### Herpes-simplex-Vulvovaginitis

▶ Kap. 11 „Genitaler Herpes" und ▶ Tab. 10.1.

## Zervizitis, Adnexitis/Salpingitis

Diese Infektionen entstehen meist **aszendierend.**
Die **häufigsten Erreger** sind Chlamydien, Gonokokken, HPV oder HSV, seltener Mykoplasmen, Streptokokken, Enterobakterien oder Anaerobier.

**Klinik**
Bei Adnexitis einseitige Unterbauchschmerzen, manchmal Ausfluss. Die Entzündung der Eileiter birgt durch Tubenverklebungen die Gefahr von Sterilität oder Eileiterschwangerschaft.

**Therapie**
Antibiotika nach Erregernachweis. Bei Chlamydien und Mykoplasmen Doxycyclin oder Makrolid.

## Endometritis

Die Infektion des Uterus entsteht meist aufsteigend. **Erreger** können β-hämolysierende Streptokokken der Gruppen A oder B, Enterobakterien oder Mischinfektionen mit Anaerobiern sein.

**Klinik**
Die Puerperalendometritis (übel riechendes Lochialsekret, Fieber) kann einen akuten, foudroyanten Verlauf mit Sepsis nehmen.

**Therapie**
Kalkulierte Antibiotikatherapie, z. B. Cephalosporin Gruppe 3 + Metronidazol; Piperacillin/Tazobactam; Carbapenem.

---

▶ Bei unkomplizierter Zystitis ist eine Therapiedauer von 1–3 Tagen ausreichend.
▶ Bei Pyelonephritis müssen die Erreger aus dem Nierenparenchym eradiziert werden, um eine Chronifizierung zu vermeiden (längere Therapiedauer).
▶ Bei komplizierten HWI muss der komplizierende Faktor beseitigt werden.
▶ Bei Männern verlaufen HWI häufig mit Beteiligung der Prostata, die ein Erregerreservoir für rezidivierende Infektionen ist.
▶ Die Urethritis verläuft bei Frauen wegen der kurzen Urethra meist ohne Ausfluss.

**ZUSAMMENFASSUNG**

STD nehmen weltweit zu. Je nach Erreger entstehen lokale Symptome an den Geschlechtsorganen oder generalisierte Infektionen (HIV, HBV, Lues) oder die Erreger befallen andere Zielorgane (Hepatitis). Erreger können Bakterien, Viren oder Protozoen sein (▶ Tab. 11.1). Im Folgenden werden nur Erkrankungen besprochen, die sich an den Geschlechtsorganen manifestieren.

## Chlamydien-Infektionen

In den Industrieländern sind *C. trachomatis* **der Serogruppen D-K** die häufigsten sexuell übertragenen Erreger urogenitaler Infektionen.

### Klinik

Bei **Frauen** verlaufen bis zu **80 % der Infektionen asymptomatisch.** Die Infektion manifestiert sich zunächst in der Zervix, kann aber aufsteigend Endometrium, Tuben oder auch den Peritonealraum erreichen. Die Salpingitis kann zu Tubenverklebungen mit der Folge von sekundärer Sterilität oder der Gefahr von extrauteriner Schwangerschaft führen. Unter der Geburt können die Erreger auf das Neugeborene übertragen werden. Meist entsteht bei ihnen eine Konjunktivitis, bei Aspiration von Vaginalsekret auch Pneumonien. Eventuell erhöhtes Risiko von Frühgeburt oder vorzeitigem Blasensprung. Während der Schwangerschaft sollte daher ein Screening auf Chlamydien erfolgen.

Genitale Infektionen treten bei **Männern** zunächst als **Urethritis** auf, mit Schmerzen und Brennen beim Wasserlassen sowie Ausfluss. Aufsteigend können Prostata und Nebenhoden infiziert werden, was auch bei Männern Sterilität zur Folge haben kann. **Postinfektiös** können nach urogenitalen Chlamydien-Infektionen reaktive Arthritiden in verschiedenen Gelenken oder das Reiter-Syndrom auftreten (Arthritis, Konjunktivitis, Urethritis).

### Diagnose

DNA-Nachweis der Erreger (PCR).

### Therapie

Doxycyclin; Makrolid; Chinolon.
*C. trachomatis* der **Serogruppen L1–L3** verursachen das hauptsächlich in den Tropen vorkommende **Lymphogranuloma venerum,** ein oberflächliches Geschwür an der Eintrittspforte mit regionaler Lymphknotenschwellung.

## Gonorrhö

Die Erkrankung wird auch als „Tripper" oder „Kavaliersschnupfen" bezeichnet. Die **Erreger,** *N. gonorrhoeae* (gramnegative Diplokokken), sind sehr empfindlich gegen Umwelteinflüsse (Kälte, Trockenheit) und werden daher nur durch direkten Schleimhautkontakt übertragen, bei Erwachsenen durch Sexualkontakt, bei Neugeborenen unter der Geburt. Die Erreger adhärieren an passenden Rezeptoren, bei Männern in der Urethra, bei Frauen in Urethra und Endozervix (nicht vaginal!), bei Neugeborenen im Auge. Je nach Sexualpraktiken können auch Pharynx oder Anorektalregion betroffen sein. **Inkubationszeit:** 2 bis 7 Tage.

### Klinik

Bei **Frauen** verläuft die Infektion in 70 % symptomlos oder führt nur zu geringgradigen Beschwerden (Harndrang, schmerzhafte Miktion). Unbehandelt kann die Infektion bei 10–20 % aufsteigend zu Endometritis, Salpingitis, Adnexitis oder auch Peritonitis führen mit der Gefahr von Sterilität oder Tubengravidität. Bei Übertragung unter der Geburt auf **Neugeborene** entsteht bei diesen eine eitrige Konjunktivitis (Ophthalmia neonatorum, ▶ Abb. 11.1).
Bei **Männern in 90 % eitrige Urethritis:** gelb-eitriger oder wässeriger Ausfluss aus

**Tab. 11.1:** Sexuell übertragbare Erreger.

| Erreger | Erkrankung | Therapie |
|---|---|---|
| **Bakterien** | | |
| *C. trachomatis* Serogruppen D–K | Zervizitis, Salpingitis (Sterilität), Urethritis, Prostatitis, Epididymitis; Neugeborene: Ophthalmia neonatorum Frühgeborene: Pneumonie | Doxycyclin, Makrolid |
| *Mycoplasma genitalium* | Urethritis, Prostatitis | Doxycyclin, Makrolid |
| *N. gonorrhoeae* (Gonokokken) | Gonorrhö: Urethritis: Männer 90 % eitriger Ausfluss, Frauen 70 % symptomlos Gefahr aufsteigender Infektionen, Sterilität Neugeborene: Ophthalmia neonatorum | Ciprofloxacin, Ceftriaxon, Cefuroxim, Spectinomycin evtl. Folgetherapie mit Doxycyclin (wegen Doppelinfektionen mit Chlamydien) |
| *T. pallidum*[2] | Lues | Penicillin |
| *G. vaginalis* | Aminkolpitis[1] | Metronidazol |
| *C.-trachomatis*-Serogruppen L1–L3 | Lymphogranuloma venerum (in Tropen) | Doxycyclin, Makrolid |
| *H. ducreyi* | Ulcus molle (Chancroid, in Tropen) | Makrolid oder Ciprofloxacin |
| *C. granulomatis* | Granuloma inguinale (Entwicklungsländer) | Doxycylin, Makrolid |
| **Viren** | | |
| Herpes-simplex-Virus 2 (seltener HSV-1) | Genitaler Herpes | Aciclovir, Famciclovir, Valaciclovir |
| Humanes-Immundefizienz-Virus (HIV)[2] | AIDS | Antiretrovirale Therapie |
| Humanes-Papilloma-Virus (HPV) | Genitalwarzen, Kondylome Spätfolgen: Analkarzinom, bei Frauen Zervixkarzinom (Typ 16, 18) | Chirurgische Entfernung der Warzen, lokal Cidofovir in schweren Fällen evtl. lokal Interferon Prophylaxe: Impfung |
| Zytomegalie-Virus[2] | Zytomegalie | Ganciclovir |
| Hepatitis-B-Virus[2] | Hepatitis | Prophylaxe: Impfung |
| Hepatitis-C-Virus (selten sexuell übertragen)[2] | Hepatitis | Siehe Hepatitis C (▶ Kap. 16) |
| Molluscum-contagiosum-Virus | Papeln im Genitalbereich, Dellwarzen, benigne epidermale Tumoren | Keine spezifische Therapie |
| Humanes T-Zell-Leukämie-Virus (HTLV1) 2) | T-Zell-Leukämie (in Japan, USA) | Keine spezifische Therapie |
| **Protozoen** | | |
| *T. vaginalis* | Kolpitis, Urethritis, Balanitis, Balanoposthitis[1] | Metronidazol |
| **Pilze** | | |
| Candida, insbesondere *C. albicans* | Soor[1] | Lokal Nystatin oder Imidazole |

[1] bei Männern meist symptomlos, Übertragung nur gelegentlich sexuell
[2] systemische Infektion

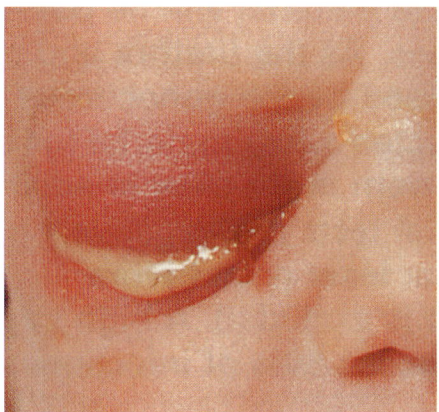

**Abb. 11.1:** Neugeborenen-Konjunktivitis. [E570]

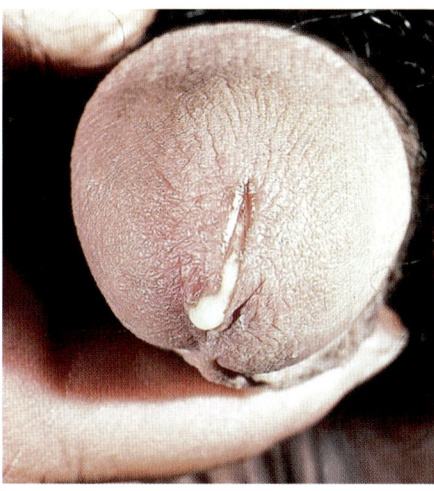

**Abb. 11.2:** Eitriger Harnröhrenausfluss bei Gonorrhö. [E963]

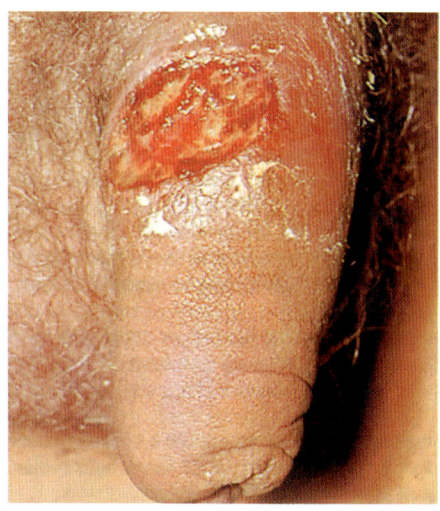

**Abb. 11.3:** Lues: Primäraffekt am Penis. [E438]

der Urethra, oft dysurische Beschwerden (► Abb. 11.2). Bei 80 % spontane Ausheilung, bei 10–20 % Chronifizierung mit Gefahr von Harnröhrenstrikturen oder aufsteigender Infektionen (Prostatitis, Epididymitis).

### Diagnose
► DNA-Erregernachweis mittels PCR (Männer: Harnröhrenabstrich, Frauen: Abstrich Endozervix)
► kultureller Erregernachweis

### Therapie
Da Penicillin-resistente Stämme weit verbreitet sind, werden Ceftriaxon, Chinolone (zunehmende Resistenzen) oder Spectinomycin empfohlen. Wegen häufiger Doppelinfektionen mit Chlamydien empfiehlt die WHO eine Anschlusstherapie mit Doxycyclin.

## Lues (Syphilis)
Die Übertragung der Erreger *Treponema (T.) pallidum* (Spirochäten) erfolgt durch sexuellen Kontakt oder diaplazentar, aber auch durch Bluttransfusion.
**Inkubationszeit:** 2 bis 3 Wochen.

### Klinik
Verlauf der Erkrankung in 3 Stadien.
► **Lues I – Primäraffekt** = hartes schmerzloses Geschwür (Ulcus durum) an der Eintrittspforte, meist Genitalorgane, je nach Sexualpraktik auch oral oder anal (► Abb. 11.3). Die Läsionen enthalten die Erreger und sind infektiös. Meist erfolgt eine spontane Abheilung der lokalen Symptome.
► **Lues II:** Nach einem symptomfreien Intervall von einigen Wochen entsteht durch hämatogene Dissemination der Erreger ein generalisiertes Exanthem mit Lymphknotenschwellungen, generalisierten infektiösen Effloreszenzen (pustulös, makulös oder papulös), Fieber. Im Genitalbereich evtl. Condylomata lata.

► **Lues III:** tritt bei 35 % der unbehandelten Patienten nach Jahren oder Jahrzehnten auf mit Beteiligung von Gefäßen, Nervensystem oder Weichteilgewebe. Während der symptomfreien Latenzphase können intermittierende Bakteriämien stattfinden, evtl. mit Hautausschlag.
Im Rahmen des Tertiärstadiums sind folgenden Manifestationen möglich:
► **Neurolues:** progressive Paralyse mit Hirnatrophie, Sprachstörungen, Demenz, Halluzinationen, Tabes dorsalis (Demyelinisierung der Rückenmarkshinterstränge mit ataktischen Gangstörungen, Parästhesien)
► **kardiovaskuläre Lues:** Endarteriitis obliterans, besonders der Vasa vasorum der Aorta, dadurch Aneurysma möglich.
► **Gummen** (Gummiknoten): Granulome im Gewebe aus Makrophagen, Epitheloidzellen, Lymphozyten, Fibroblasten

**Konnatale Lues:** Während der Schwangerschaft kann der Fetus diaplazentar infiziert werden. Das kann zum Tod des Fetus oder

zur Erkrankung des Neugeborenen führen (Haut- und Schleimhautläsionen, Lymphadenitis, Hepatosplenomegalie). Spätmanifestation können nach dem 2. Lebensjahr als „Hutchinson-Trias" auftreten: Innenohrschwerhörigkeit, Keratitis parenchymatosa, Deformationen von Zähnen (Tonnenzähne) oder Knochen.

### Diagnose
► Nachweis spezifischer Antikörper
► Nachweis der Erreger in infektiösen Effloreszenzen durch PCR oder Dunkelfeldmikroskopie

### Therapie
Penicilline, bei Allergie oder Neurolues Ceftriaxon.
Meldepflicht ► Tab. 26.3.

## Genitaler Herpes
**Erreger:** HSV 2 (Herpes-simplex-Virus 2 = humanes Herpesvirus 2 = HHV2), seltener HSV 1 (= HHV 1). Primärinfektion tritt

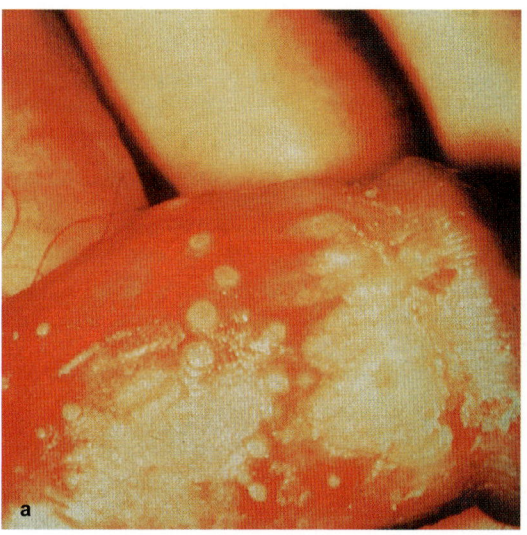
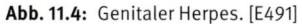

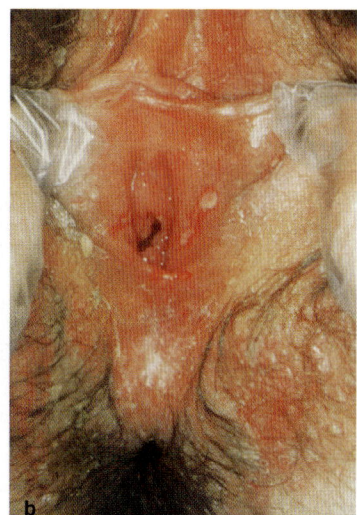

**Abb. 11.4:** Genitaler Herpes. [E491]

nach 4–7 Tagen auf. Die Viren persistieren lebenslang in den lumbosakralen Ganglien, können immer wieder reaktiviert werden und Rezidive verursachen.

### Klinik
Typisch sind gruppenweise auftretende, schmerzhafte Bläschen, die ulzerieren (▶ Abb. 11.4). Bei Frauen an Labien, Damm, Vagina, Zervix, bei Männern an Penis und Vorhaut. Bei Primärinfektion auch Fieber, Myalgien, Lymphknotenschwellung. Während der Geburt können die Viren auf das Neugeborene übertragen werden und schwere generalisierte Infektionen (z. B. Enzephalitis) auslösen.

### Diagnose
Erregernachweis mittels PCR im Bläscheninhalt.

### Therapie
Aciclovir, Famciclovir, Valaciclovir.

## Papillomavirus-Infektionen
Humane Papillomaviren (HPV), **insbesondere HPV 6 und 11**, verursachen **Warzen** (Feigwarzen, Condylomata acuminata) (▶ Abb. 11.5) im **Anogenitalbereich** (▶ Tab. 11.2). Die Übertragung erfolgt durch Hautkontakt oder Schmierinfektion. Bei perinataler Übertragung auf das Neugeborene besteht bei manchen Typen das Risiko von Larynxpapillomen beim Kind. „Onkogene Papillomaviren", insbesondere HSV 16 und 18, sind Kofaktoren bei der Genese von Zervixkarzinomen, die nach Jahrzehnten entstehen, evtl. auch von Penis-, Anal-, Vulvakarzinomen.

### Diagnose
▶ Klinik
▶ Nachweis von Erreger-DNA, Typen-Sequenzierung

### Therapie
Chirurgische Entfernung, evtl. lokal Interferon. Hohe Rezidivneigung!

### Prophylaxe
Impfung gegen HPV 16 und 18, je nach Impfstoff auch zusätzlich gegen HPV 6 und 11.

> Humane Papillomaviren, speziell HPV 16, 18, können über dysplastische Vorstufen zu Karzinomen, insbesondere einem Zervix-Karzinom, führen.

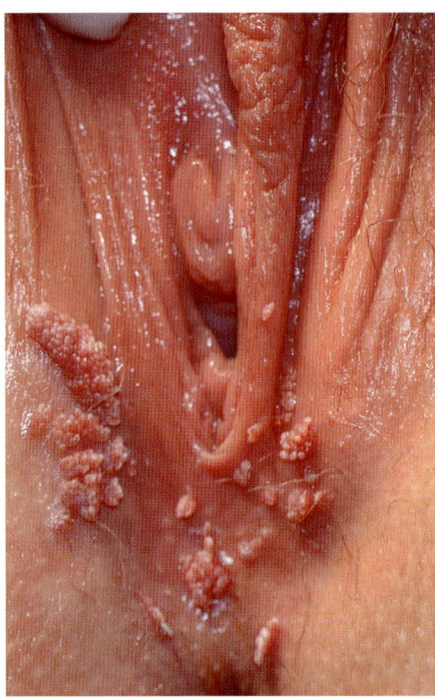

**Abb. 11.5:** HPV-assoziierte Condylomata acuminata. [M448]

## HIV/AIDS
Erreger ist das humane Immundefizienz-Virus (HIV). Unterschieden werden **HIV-1** (Vorkommen weltweit) und **HIV-2** (vorwiegend in Westafrika), die jeweils in verschiedene Subtypen unterteilt werden. Das Virus befällt bevorzugt T-Helferzellen und Makrophagen, aber auch andere Zellen mit CD4-Molekülen, an die das Virus bindet. Durch Abnahme der CD4-T-Zellen im Verlauf der Infektion kommt es zu schweren zellulären Immundefekten. Nach Schätzungen der WHO waren Ende 2009 weltweit > 33 Mio. Menschen infiziert; pro Jahr sind ca. 2,6 Mio. Neuinfektionen zu verzeichnen. In Deutschland sind ca. 70.000 Menschen HIV-infiziert. Deutschland gehört damit zu den Ländern mit niedriger Prävalenz. Betroffen sind hauptsächlich **Risikogruppen,** z. B. Homosexuelle (65 % der Infektionen), Drogenabhängige, Personen aus Ländern mit hoher Prävalenz. Die **Übertragung** erfolgt durch **Blut oder andere infektiöse Körperflüssigkeiten,** z. B. Sperma, Vaginalsekret. Häufigster Übertragungsweg sind **ungeschützte Sexualkontakte.** Mit der Viruslast in den Sekreten steigt die Infektiosität. Schleimhautläsionen begünstigen die Übertragung. Eine Übertragung des Virus von Schwangeren auf das Kind kann **prä- oder perinatal** erfolgen. Eine **parenterale Übertragung durch Blut** ist z. B. durch Nadelsharing bei

i. v. Drogenabusus, durch Verletzungen mit kontaminierten Instrumenten und Injektionsnadeln (medizinisches Personal) möglich.
**Sekundärinfektionen** mit unterschiedlichen Virusvarianten sind bei bestehender HIV-Infektion möglich und können zu Medikamentenresistenzen und einem schnelleren Krankheitsverlauf führen.
**Inkubationszeit:** Zwei bis 10 Wochen nach Infektion können i. d. R. Antikörper nachgewiesen werden. Die Ansteckungsgefahr ist in den ersten Wochen nach Infektion besonders hoch.

### Klinik
Die Infektion verläuft in verschiedenen Stadien. 6 Tage bis 6 Wochen nach Infektion (meist nach 2–3 Wochen) tritt bei einem Teil der Infizierten ein grippeähnliches Krankheitsbild auf mit Fieber, Lymphknotenschwellung, evtl. Schluckschmerzen, Exanthem am Stamm, Durchfall, das 1–2 Wochen dauert (**retrovirales Syndrom**). Danach kann sich für Monate oder Jahre ein symptomfreies Stadium anschließen, evtl. mit Lymphknotenschwellungen.
Die kontinuierliche Abnahme der CD4-T-Zellen bedingt einen zunehmenden zellulären Immundefekt, der schließlich in der Endphase zum Vollbild **AIDS** (Acquired Immune Deficiency Syndrome) mit dem Auftreten lebensbedrohlicher opportunistischer Infektionen (▶ Tab. 11.3) oder Tumoren führt. Unbehandelt erkranken 50 % HIV-infizierter Patienten nach durchschnittlich 10 Jahren an AIDS.
**AIDS** ist definiert als **schwerer zellulärer Immundefekt** mit CD4-T-Zell-Zahlen < 200/μl oder/und einer **AIDS-definierenden Erkrankung:** Pneumocystis-Pneumonie, Kryptokokkose, zerebrale Toxoplasmose, HIV-bedingte Enzephalopathie, Kaposi-Sarkom, Reaktivierungen von CMV oder Herpes-simplex-Viren, progressive multifokale Leukenzephalopathie, Soor-Ösophagitis, HPV-assoziiertes Zervixkarzinom, Kryptosporidiose oder Isosporidiose, Mykobakteriose.

### Diagnose
▶ Nachweis spezifischer Antikörper (ELISA, Immunoblot)
▶ Virusnachweis durch PCR (Bestimmung der Viruslast, Sequenzierung, Virustypisierung, Resistenztestung)

**Tab. 11.2:** Läsionen, Warzen im Genitalbereich.

| Manifestation | Symptome | Erreger | Therapie |
|---|---|---|---|
| **Läsionen/Ulzerationen im Genitalbereich** | Schmerzhafte ulzerierende Bläschen (Herpes genitalis) | HSV 2 (seltener HSV 1) | Aciclovir, Famciclovir, Valaciclovir |
| | Harte Ulzera (Lues Stadium I) | *T. pallidum* | Penicillin |
| | Schmerzhafte weiche Läsion (Ulcus molle, Chacroid) | *H. ducreyi* | Azithromycin, Ciprofloxacin, Cotrimoxazol |
| | Ulzerierende Läsion, Lymphknotenschwellung, evtl. Fistelbildung (Lymphogranuloma venerum) | *C. trachomatis* Serotypen L1–L3 | Doxycyclin |
| | Granuloma inguinale | *C. granulomatis* | Doxycyclin, Makrolid |
| **Warzen** | Condylomata acuminata | Humane Papillomviren (HPV), insbes. Typ 6, 11 Gefahr: Spätfolgen z. B. Analkarzinom, Typ 16 und 18 Zervixkarzinom | Chirurgische Entfernung, Lokaltherapie z. B. Immiquod-Salbe, Interferon Prophylaxe: Impfung |

**Tab. 11.3:** Opportunistische Infektionen bei HIV.

| Erkrankung | Erreger | Therapie |
|---|---|---|
| **Pneumonie** | *P. jiroveci*[1] | Cotrimoxazol, Pentamidin |
| | CMV | Ganciclovir |
| | *M. tuberculosis* | Kombination von Tuberkulostatika |
| | *M. avium intracellulare* | Clarithromycin + Ethambutol + Rifabutin + Streptomycin |
| **Herdenzephalitis** | *T. gondii* | Pyrimethamin + Sulfonamid |
| **Enzephalitis** | HIV | Antiretrovirale Therapie |
| **Meningitis** | *C. neoformans*[2] | Fluconazol, Amphotericin B |
| **Soor, Mundsoor, Ösophagitis** | *C. albicans* | Fluconazol, Itraconazol |
| **Chorioretinitis** | CMV | Ganciclovir |
| | *T. gondii* | Pyrimethamin + Sulfonamid |
| **Mukokutane Ulzera** | HSV | Aciclovir |
| **Zoster** | VZV | Aciclovir |
| **Bazilläre Angiomatose** | *B. henselae* | Erythromycin |
| **Durchfall** | Salmonellen | Ciprofloxacin |
| | Kryptosporidien | Azithromycin |
| | Mikrosporidien | Albendazol |
| | *I. belli* | Cotrimoxazol |
| | *M. avium intracellulare* | s. o. |

[1] außer anderen Erregern ambulant erworbener Pneumonie wie Pneumokokken, *H. influenzae*, *Staph. aureus*, Legionellen, Mykoplasmen, Chlamydien
[2] außer bakteriellen Meningitis-Erregern

**Therapie**

Die antiretrovirale Therapie (ART) besteht aus einer Dreifach-Kombination von zwei Nukleosidanaloga + einem nichtnukleosidischen Reverse-Transkriptase-Inhibitor oder einem Proteaseinhibitor oder einem dritten Nukleosidanalogon. Für Details siehe Leitlinien zur antiretroviralen Therapie der HIV-Infektion (Deutsche AIDS-Gesellschaft www.daignet.de, RKI www.rki.de). Mit der Kombinationstherapie kann die Viruslast gesenkt und eine Zunahme der CD4-T-Zellen erreicht werden, die vor opportunistischen Infektionen schützen. Es gelingt jedoch nicht, das Virus vollständig aus dem Wirtszellgenom zu eliminieren. Meldepflicht ▶ Tab. 26.3.

▶ Die häufigsten bakteriellen STD in Deutschland sind Chlamydien-Infektionen.
▶ Infektionen durch Chlamydien oder Gonokokken können Sterilität zur Folge haben.
▶ Gonorrhö: zunehmende Antibiotikaresistenz beachten.
▶ Lues verläuft unbehandelt in verschiedenen Stadien.
▶ Bei HIV entscheidet die Zahl an CD4-T-Lymphozyten über das Risiko von opportunistischen Infektionen.

**ZUSAMMENFASSUNG**

## Eitrige Hautinfektionen: Impetigo, Follikulitis, Furunkel, Abszess

Die Infektionen betreffen unterschiedliche Hautschichten.

**Impetigo contagiosa:** oberflächliche Hautinfektion der Epidermis mit Blasen, die mit gelbbrauner Kruste austrocknen. Oft bei Kindern, meist im Gesicht (▶ Abb. 12.1). Übertragung durch Schmierinfektion. Erreger: hämolysierende Streptokokken Gruppe A, *Staph. aureus.*

**Follikulitis:** Infektion des oberen Teils des Haarfollikels durch *S. aureus.* Pusteln oft an behaartem Kopf, Gesicht, Rumpf.

**Furunkel:** schmerzhafte, tiefe, abzedierende Entzündung des gesamten Haarbalgs durch *Staph. aureus.*

**Abszess:** Eiteransammlung in nicht präformierter Höhle, meist durch *Staph. aureus* (▶ Abb. 12.2).

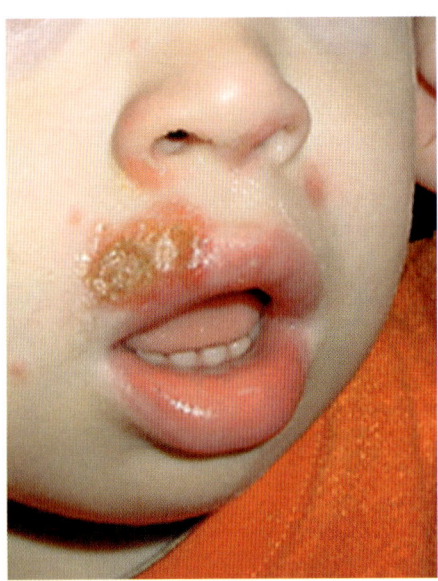

**Abb. 12.1:** Impetigo contagiosa. [M123]

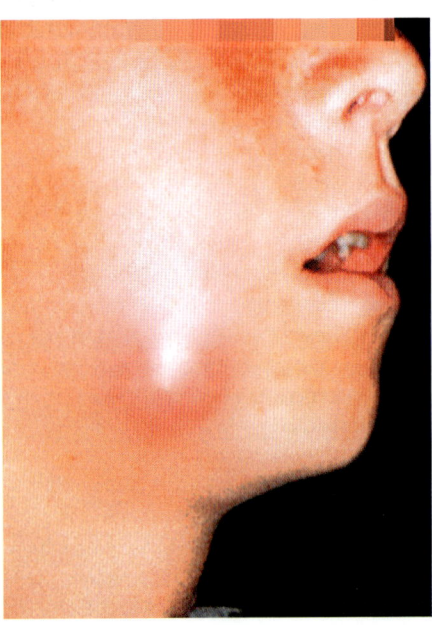

**Abb. 12.2:** Abszess. [E961]

### Diagnose
Klinik.

### Therapie
**Impetigo:** bei ausgedehnter Erkrankung Antibiotika, z. B. Cephalosporin Gruppe 1.
**Follikulitis:** lokal desinfizierende Lösungen.
**Furunkel, Abszess:** evtl. Inzision zur Eiterentleerung. Evtl. Antibiotika (Flucloxacillin, Clindamycin).

## Staphylogene Dermatitis exfoliativa (Staphylococcal Scalded Skin Syndrome)

Die akute Epidermolyse ensteht bei Kolonisierung oder Infektion mit einem *Staph.-aureus*-Stamm, der Exfoliatin-Toxine produziert (5 % aller *Staph. aureus*). Exfoliatine sind Serinproteasen, die sich an Zytoskelettproteine binden. In der Epidermis löst sich das Stratum spinosum vom Stratum granulosum. Betroffen sind überwiegend Säuglinge, Kleinkinder.

### Klinik
Blasenbildung, evtl. großflächige Hautablösungen. Differenzialdiagnose: durch Medikamente verursachte toxische epidermale Nekrolyse.

### Diagnose
Klinik und Erregernachweis.

### Therapie
Antibiotika: Flucloxacillin; Cephalosporin; Clindamcin.

## Herpes-simplex-Virus-Infektionen

Herpes-simplex-Viren (**HSV-1, -2**) persistieren in den regionalen Ganglien und können lebenslang reaktiviert werden.

### Klinik
Oropharyngealer Herpes: gerötete Schleimhaut mit zahlreichen Bläschen im Mund, perioral, an den Lippen. Bei Primärinfektion evtl. zusätzlich, Fieber, Kopf- und Muskelschmerzen, lokale Lymphknotenschwellung.
Genitaler Herpes: ▶ Kap. 11.

### Diagnose
▶ Klinik
▶ Erregernachweis in Bläscheninhalt

### Therapie
Lokal oder p. o. Aciclovir, Valaciclovir, Famciclovir.

## Skabies (Krätze)

Weibliche Krätzemilben (*Scabies scabiei*) graben Tunnel in die Hornschicht der Haut und legen Eier ab, aus denen Larven schlüpfen, die sich nach 3 Wochen zu Milben entwickeln. Die Übertragung erfolgt durch engen Hautkontakt, kontaminierte Kleidung oder Bettwäsche.

### Klinik
Starker Juckreiz, besonders in den Interdigitalfalten an Händen und Füßen, Ellenbeugen, Nabel. Durch Kratzen entstehen Krusten und Pusteln.

### Diagnose
▶ Klinik
▶ mikroskopischer Nachweis der Milben

### Therapie
▶ Ivermectin p. o.
▶ lokal: evtl. antiparasitäre Wirkstoffe z. B. Hexachlorcyclohexan-Emulsion

## Wundinfektionen

Traumata (z. B. Verletzungen, OP-Wunden) durchbrechen die Barrierefunktion der intakten Haut und sind willkommene Eintrittspforten für Bakterien. Je nach Ursache der Verletzung dominieren unterschiedliche Erreger (▶ Tab. 12.1). Verschmutzte Wunden, z. B. bei Polytrauma, sind mit einer Vielzahl unvorhersehbarer Keime kontaminiert. Typische Erreger von Abszessen mit gelbem Eiter sind *Staph. aureus* (▶ Abb. 12.2). Auf großflächigen, feuchten Verbrennungswunden siedeln sich Hautkeime (*Staph. aureus*) und Feuchtkeime (*P. aeruginosa*) an. Bei Tierbissen dominieren Mundkeime des Tieres (z. B. *Pasteurella multocida,* Anaerobier) und Hautkeime des Opfers. Katzenbisse haben ein vielfach höheres Infektionsrisiko als Hundebisse.

### Diagnose
Erregernachweis in Gewebe, Punktat, Abstrich.

### Therapie
Wichtigste prophylaktische und therapeutische Maßnahme ist die Wundtoilette bzw. chirurgische Intervention. Antibiotika je nach Erregerwahrscheinlichkeit (▶ Tab. 12.1).

## Erysipel (Wundrose)

Die Inzidenz des Erysipels liegt bei ca. 100 Fällen/100.000 Einwohner pro Jahr. Prädilektionsstellen sind Beine und Gesicht. Prädisponierend sind Zirkulationsstörungen,

**Tab. 12.1:** Wundinfektionen (WI).

| Trauma | Erreger | Antibiotika* |
|---|---|---|
| Postoperative WI in „sauberem" OP-Feld | *Staph. aureus,* Streptokokken, selten Enterobakterien | Cephalosporin Gruppe 1 oder 2 |
| Abszess | *Staph. aureus* | Clindamycin, Flucloxacillin, Cephalosporin Gruppe 1 oder 2* |
| Polytrauma | Staphylokokken, Streptokokken, Enterobakterien, Pseudomonaden, Anaerobier | Cefuroxim oder Cefotaxim + Clindamycin* |
| Bisswunden Hund/Katze | *P. multocida*[+], Streptokokken, Anaerobier *Capnocytophaga*[+] | Penicillin; Aminopenicillin/β-Lactamase-Inhibitor* |
| Verbrennung | *Staph. aureus, P. aeruginosa* | Ceftazidim oder Ciprofloxacin + Clindamycin |
| Tiefe Stichwunden | Mischinfektionen: *Staph. aureus,* Streptokokken, Clostridien u. a. Anaerobier | Breitbandpenicillin/β-Lactamase-Inhibitor, Cephalosporin + Clindamycin* |
| Nekrotisierende Fasziitis | β-hämolysierende Streptokokken, seltener Enterobakterien, Anaerobier | Cephalosporin Gruppe 3 oder Carbapenem + Clindamycin oder Penicillin* |
| Gasbrand | Clostridien | Penicillin, Clindamycin* |

* wichtigste therapeutische Maßnahme: chirurgische Intervention, Wundtoilette!
[+] Mundkeime von Hund und Katze

Diabetes mellitus, Alkoholismus, Störungen der Hautbarriere, Lymphödeme.
Die **intradermale Infektion mit scharfer Begrenzung** wird verursacht durch β-**hämolysierende Streptokokken** der Gruppe A, seltener Gruppe C, G oder *Staph. aureus.* Eintrittspforten für die Erreger sind Minimalläsionen (Insektenstiche, Rhagaden). Die Infektion breitet sich in den **Lymphspalten** aus. Regionale Lymphknoten können beteiligt sein. Ohne Therapie können die Erreger in tiefere Gewebeschichten vordringen (Phlegmone) oder zu einer Sepsis führen. Bei unzureichender Therapie können die Erreger im Gewebe persistieren und nach Wochen oder Monaten Rezidive verursachen. Chronisch rezidivierende Schübe führen zur Verödung der Lymphspalten mit Lymphödem, Elephantiasis.

### Klinik
Akuter Beginn, lokal schmerzhaft überwärmtes, scharf begrenztes Erythem (flammende Rötung) mit Schwellung, evtl. Blasenbildung (► Abb. 12.3). Starkes Krankheitsgefühl, meist hohes Fieber, Leukozytose, CRP-Anstieg. Schwellung der regionalen Lymphknoten.

### Komplikationen
Rezidivierendes Erysipel mit Lymphödem. Phlegmone, Sepsis. Postinfektiös akute Glomerulonephritis. Bei Gesichtserysipel Gefahr einer Sinus-cavernosus-Thrombose.

### Diagnose
► Klinik
► CRP-Anstieg, Leukozytose
► evtl. serologischer Nachweis spezifischer Antikörper (Antistreptolysintiter)

### Therapie
Penicillin (in schweren Fällen zu Beginn i. v.) für 10–14 Tage. Bei Allergie: Clindamycin, Makrolid, Cephalosporin. Hochlagerung der betroffenen Extremität. Sanierung von Eintrittspforten.

Chronisch-rezidivierendes Erysipel: Langzeitprophylaxe mit Benzathinpenicillin oder Azithromycin (2 × 250 mg/Woche).

> Um Rezidive zu vermeiden, ist eine Sanierung bei Erstinfektion wichtig!

## Phlegmone
Schwere Infektion mit **flächiger Ausbreitung in Dermis und subkutanem Gewebe** mit unscharfer Begrenzung. **Erreger** sind am häufigsten β-hämolysierende Streptokokken oder *Staph. aureus,* selten Enterobakterien.

### Klinik
Schmerzhafte, überwärmte, gerötete, unscharf begrenzte, evtl. livide verfärbte Schwellung. Fieber, oft Lymphangitis, starkes Krankheitsgefühl, Leukozytose.

### Komplikationen
Lymphadenitis, Sepsis.

### Diagnose
Klinik und Erregernachweis.

### Therapie
► Antibiotika, je nach Erreger z. B. Penicilline/β-Lactamase-Inhibitor, Clindamycin, Cephalosporin
► Ruhigstellung; evtl. chirurgische Sanierung

## Gasbrand
Gasbrand ist eine **rasch progrediente Gewebezerstörung** mit Intoxikation und Gasansammlung verursacht durch **Clostridien.** Eintrittspforte für die Sporen der Erreger, die in Erde, Staub und Fäzes vorkommen, sind tiefe, verschmutzte Wunden, in denen ein **anaerobes Milieu** herrscht (Stich-, Schussverletzungen, offene Frakturen). Im Gewebe werden die Sporen dann zu vegetativen Bakterien, deren Toxine die lokale Gewebezerstörung verursachen. Typisch ist eine Gasansammlung im Gewebe. Bei Darmperforation kann die Infektion endogen von Clostridien der Darmflora ausgehen.
Erreger ist meist *C. perfringens,* seltener andere Clostridien wie z. B. *C. histolyticum, C. novyi, C. haemolyticum.*

### Klinik
Hohes Fieber. Schmerzen, Schwellung, livide Verfärbung, übel riechendes Sekret, Gasbildung mit Krepitation im Gewebe.

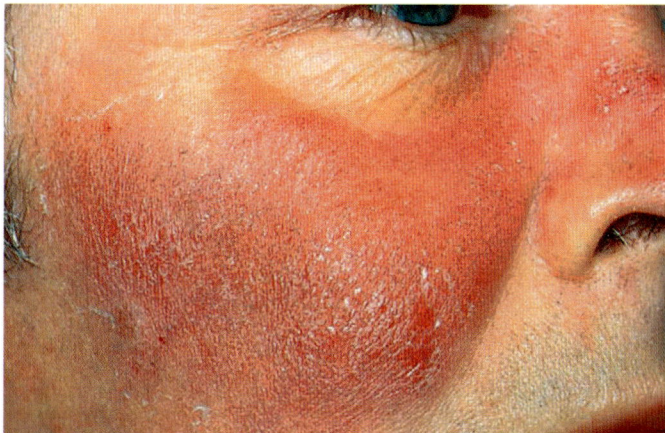
**Abb. 12.3:** Erysipel im Gesicht. [E703]

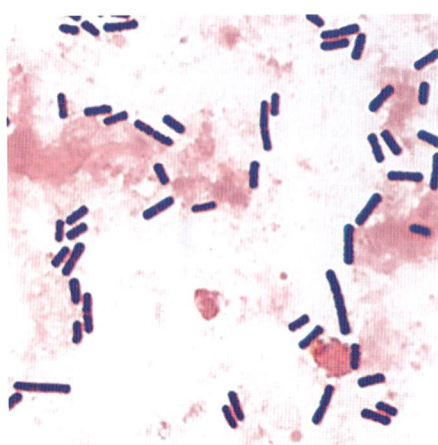

**Abb. 12.4:** Gasbrand: Clostridien im Gram-Präparat. [E554]

**Diagnose**
▶ Klinik
▶ Gasansammlung im Gewebe (Knistern, bildgebende Verfahren)
▶ Erregernachweis (Verdachtsdiagnose durch Mikroskopie: Nachweis von grampositiven sporenbildenden Stäbchenbakterien im Gram-Präparat, ▶ Abb. 12.4).

**Therapie**
▶ chirurgische Sanierung; Débridement von nekrotischem Gewebe. Bei fortgeschrittener Infektion der Extremitäten evtl. Amputation erforderlich.
▶ Antibiotika: Penicillin G, Clindamycin
▶ evtl. hyperbare Sauerstofftherapie
▶ Meldepflicht ▶ Tab. 26.3

## Nekrotisierende Fasziitis

**Foudroyant** verlaufende Infektion, die sich **entlang der Faszien ausbreitet.** Durch Thrombosen kleiner Gefäße entstehen Nekrosen im subkutanen Gewebe und in der Faszie. Eintrittspforten für die Erreger sind oft Miniläsionen, z. B. Insektenstiche. Unbehandelt erfolgen in kurzer Zeit Sepsis, Schock und Multiorganversagen. Hohe Letalität. Entscheidend für die Prognose ist die frühzeitige Antibiotikatherapie und die chirurgische Sanierung.
**Erreger** sind vorwiegend β-hämolysierende Streptokokken, evtl. Mischinfektionen mit *Staph. aureus*, Anaerobiern, Enterobakterien.

**Klinik**
Starker Schmerz in der Umgebung der Eintrittspforte, Rötung, Schwellung, dunkelrot oder livide blaue Verfärbung. Nekrosen, Gangrän, hohes Fieber, Leukozytose (▶ Abb. 12.5).

**Diagnose**
Klinik und Erregernachweis in Wundabstrich, Gewebe.

**Therapie**
▶ chirurgische Sanierung, Entfernung von nekrotischem Gewebe
▶ Antibiotika: Cephalosporin Gruppe 3 evtl. + Penicillin oder Clindamycin; Piperacillin/Tazobactam + Clindamycin; Carbapenem + Clindamycin

> Die Prognose hängt entscheidend von der frühzeitigen chirurgischen Intervention ab.

## Diabetisches Fuß-Syndrom (DFS)

Etwa ¼ der 6 Mio. Diabetiker in Deutschland erleiden im Lauf ihres Lebens ein DFS. **Eintrittspforten** für Bakterien sind oft minimale Läsionen am Fuß, (Druckstellen durch Schuhe, Fußpilz, Verletzungen), die wegen der sensorischen Störungen unbemerkt bleiben. Durchblutungsstörungen und eine herabgesetzte Immunabwehr begünstigen die Infektion (diabetische Neuropathie und Angiopathie).
Bei den **Erregern** handelt es sich meist um **Mischinfektionen** (Staphylokokken, Streptokokken, Enterobakterien, Pseudomoaden, Anaerobier).

**Klinik**
Ulzera am Fuß, später mit Zellulitis, Nekrosen, evtl. Osteomyelitis.

**Komplikationen**
Gangrän, Osteomyelitis, Sepsis.

**Diagnose**
▶ Klinik
▶ bildgebende Verfahren
▶ Erregernachweis in Abstrichen (möglichst aus der Tiefe), Gewebe

**Therapie**
▶ Débridement, evtl. Resektion, Amputation
▶ Antibiotika (Aminopenicillin/β-Lactamase-Inhibitor, Chinolon + Clindamycin, Cephalosporin Gruppe 3 + Clindamycin)
▶ Optimierung der Diabeteseinstellung

## Dekubitalulzera

Die Geschwüre und Nekrosen der Haut treten als **Folge chronischer lokaler Druckwirkung** und der daraus resultierenden **Ischämie** auf. Mangelhafte Durchblutung, arteriosklerotische Gefäßververänderungen und Diabetes mellitus begünstigen die Entstehung. Besonders gefährdet sind Stellen, an denen die Haut dicht über den Knochen liegt, z. B. Kreuzbein, Fersen. Die Infektion kann entweder nur die Haut betreffen oder zu tiefen Gewebenekrosen mit eventueller Beteiligung von Gelenken, Knorpel, Knochen führen. Betroffen sind vor allem alte bzw. bettlägerige Patienten.
Bei den **Erregern** handelt es sich meist um **Mischinfektionen** (Staphylokokken, Streptokokken, Enterobakterien, Pseudomoaden, Anaerobier).

**Komplikationen**
Sepsis, Osteomyelitis.

**Diagnose**
Klinik und Erregernachweis.

**Therapie/Prophylaxe**
▶ Druckentlastung (Lagewechsel, Polsterung)
▶ chirurgische Wundtoilette und Entfernung der Nekrosen
▶ Antibiotika: z. B. Aminopenicillin/β-Lactamase-Inhibitor; Cefuroxim; Clindamycin. In fortgeschrittenen Stadien Chinolon oder Cephalosporin Gruppe 3 + Clindamycin.

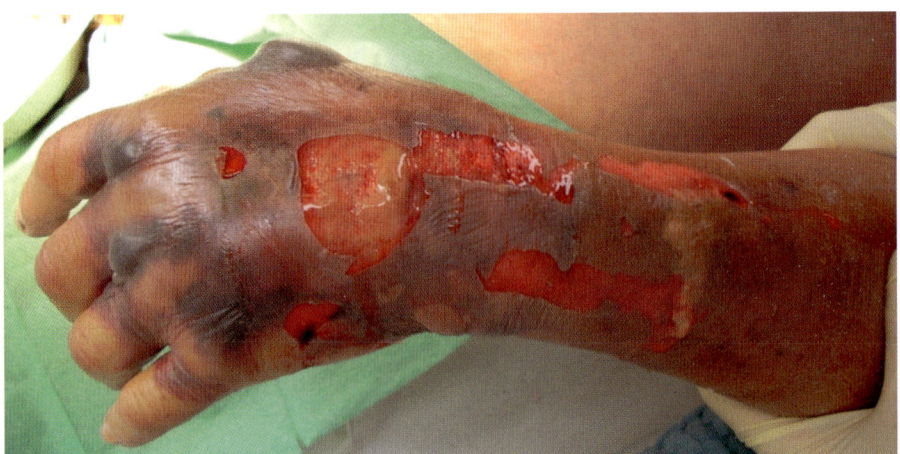

**Abb. 12.5:** Nekrotisierende Fasziitis der Hand. [T585]

## Aktinomykose

Actinomyzeten kommen in der physiologischen Flora vor, besonders in der Mundhöhle. Infektionen entstehen meist **endogen.** 95 % der Erkrankungen betreffen die Halsweichteile (zervikofasziale Form). Seltener sind pleuropulmonale Formen nach Aspiration oder eine vom Darm ausgehende Aktinomykose der Bauchorgane. Durch das langsame Wachstum der Erreger verlaufen Infektionen subchronisch bis chronisch mit multiplen Abszessen und Fistelbildung. Aus den Fisteln entleert sich Eiter, der kleine erregerhaltige Knötchen (Drusen) enthält.

**Erreger:** *A. israelii,* seltener andere Actinomyzeten (langsam wachsende grampositive Stäbchenbakterien mit echten Verzweigungen). Häufig sind Mischinfektionen mit anderen anaeroben Bakterien.

### Klinik

Langsam über Wochen fortschreitende Entzündung, derbe Induration, oft mit Fistelbildung.

### Diagnose

Kultureller Erregernachweis, wegen des langsamen Wachstums Dauer bis 14 Tage.

### Therapie

▶ wegen häufiger Mischinfektionen mit anderen anaeroben Bakterien:

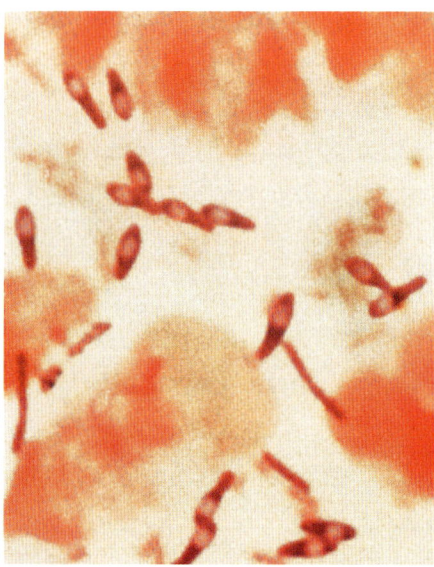

**Abb. 12.6:** *C. tetani.* [E491]

Aminopenicillin/β-Lactamase-Inhibitor. Therpiedauer 3–6 Wochen.
▶ ggf. chirurgische Intervention, Abszessdrainage

## Tetanus (Wundstarrkrampf)

Gelangen Sporen des Erregers, *Clostridium (C.) tetani,* durch Verletzungen (tiefe, verdreckte Wunden) in Gewebe mit anaerobem Milieu, wachsen daraus vegetative Bakterien, die **Tetanus-Toxin** produzieren. Das Toxin gelangt hämatogen oder entlang der Nervenbahnen in die graue Substanz des Rückenmarks und bewirkt eine Blockierung der Freisetzung hemmender Transmitter, d. h., es treten **Dauerkontraktionen** auf.
**Inkubationzeit:** 4 bis 14 Tage.
Neugeborenen-Tetanus: Infektion über die Nabelschnur (in Deutschland selten).

### Klinik

Beginn mit Kiefersperre (Trismus), Kontraktion der Gesichtsmuskulatur (Teufelsgrinsen). Tonisch-klonische Krämpfe der Rückenmuskulatur (Opistotonus), auch der Atemmuskulatur.

### Diagnose

▶ Klinik
▶ Erreger- und Toxinnachweis. Mikroskopisch zeigt *C. tetani* durch die endständigen Sporen eine typische Tennisschlägerform (▶ Abb. 12.6).

### Therapie

▶ bei Verdacht Antitoxin, chirurgische Herdsanierung
▶ Antibiotika: Penicillin
▶ bei unklarem Impfstatus Simultanimpfung (aktiv + passiv an unterschiedlichen Körperstellen)

### Prophylaxe

Aktive Immunisierung mit Toxoid. Siehe Impfschema ▶ Tab. 26.1.

---

▶ Der dominierende Erreger von Wundinfektionen ist *Staph. aureus.*
▶ Die nekrotisierende Fasziitis ist eine foudroyant verlaufende Infektion mit hoher Letalität. Neben der Antibiotika-Gabe ist der frühzeitige chirurgische Eingriff für die Prognose entscheidend.
▶ Ein Erysipel wird am häufigsten durch β-hämolysierende Streptokokken verursacht (penicillinempfindlich).
▶ Beim diabetischen Fuß müssen aerob/anaerobe Mischinfektionen berücksichtigt werden.

**ZUSAMMENFASSUNG**

## Osteomyelitis/Osteitis

Die Infektion von Knochen und Knochenmark entsteht entweder **fortgeleitet** von Entzündungsherden (Wunde, Gangrän, Dekubitus) oder **hämatogen.** Häufigste Manifestationsorte sind Femur und Tibia, bei Erwachsenen auch die Wirbelsäule. Bei Erwachsenen ist der häufigste **Erreger** *Staph. aureus* (80–90 %), seltener koagulasenegative Staphylokokken, gramnegative Erreger, Anaerobier; *M. tuberculosis.* Kleinkinder: *H. influenzae* (ohne Impfung), hämolysierende Streptokokken Gruppe B.

### Klinik

**Akute Osteomyelitis:** lokaler Schmerz, Schwellung, meist Fieber, Leukozytose, CRP-Anstieg. Übergang in chronische Form.
**Chronische Osteomyelitis:** lokal bohrender Schmerz, Fistelbildung, nur diskrete Entzündungszeichen.

### Diagnose

► bildgebende Verfahren (CT, MRT, Szintigrafie, in fortgeschrittenen Fällen Röntgen;
► Abb. 13.1)
► Erregernachweis in Gewebe, Biopsie, evtl. in Blutkulturen

### Therapie

Chirurgische Sanierung!
**Lokal:** Gentamicin-PMMA-Ketten.
**Systemische** Antibiotika für mindestens 6–8 Wochen, möglichst nach Erregernachweis. Antibiotika wählen, die ausreichende Konzentrationen im Knochen erreichen:
► grampositive Erreger: Clindamycin, Flucloxacillin Fosfomycin, Rifampicin, Linezolid
► gramnegative Erreger: Chinolon, Cefotaxim, Ceftriaxon

Chronische Osteomylitis: Antibiotika für Monate bis Jahre.

► Wichtig ist die operative Entfernung von infiziertem nekrotischem, ischämischem Gewebe!

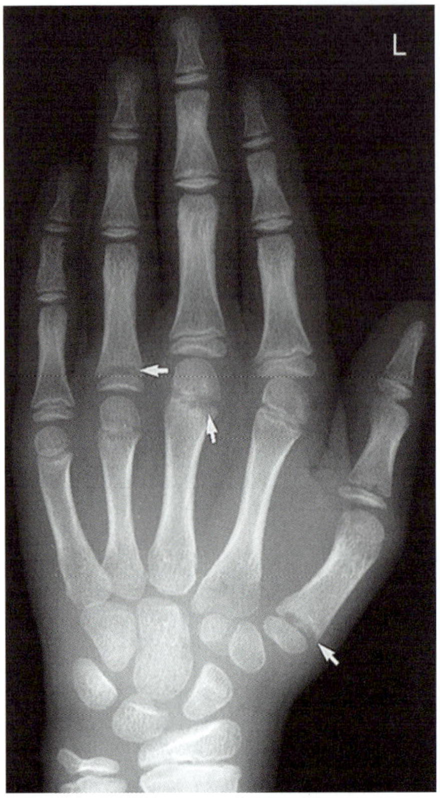

**Abb. 13.1:** Osteomyelitis der Hand. [E283]

sowie degenerative oder rheumatoide Gelenkerkrankungen.
**Erreger:** Zu 90 % *Staph. aureus,* seltener β-hämolysierende Streptokokken, Enterobakterien, Pseudomonaden. Gelenkbeteiligungen treten auch bei Infektionen mit *B. burgdorferi* (Lyme-Arthritis, ► Kap. 20), Parvovirus B19, Mumps, Röteln, Varizellen oder HBV auf.
Eine **reaktive Arthritis** (sterile, nicht eitrige Arthritis) tritt postinfektiös Tage bis Wochen nach Abklingen einer initialen gelenkfernen Infektion (z. B. im Urogenital-, Gastrointestinal-, Respirationstrakt) auf. Meist handelt es sich um eine Oligoarthritis, z. B. nach Streptokokken-Angina, *C.-trachomatis*-Infektion oder enteritischen Infektionen durch Yersinien, *Campylobacter,* Salmonellen. Die Beschwerden können entweder nur die Gelenke betreffen oder als **Reiter-Syndrom** (Arthritis, Urethritis, Konjunktivitis) auftreten.

### Klinik

Schmerzhafte Gelenkschwellung, Gelenkerguss, dadurch Bewegungseinschränkung, Rötung, Überwärmung des Gelenks, oft hohes Fieber. Leukozytose, Erhöhung der Entzündungsparameter (z. B. CRP).

### Komplikationen

Gelenkzerstörung, Sepsis.

### Diagnose

► bildgebende Verfahren: Röntgen, Szintigrafie, CT
► Erregernachweis in Gelenkpunktat
► bei Verdacht auf Borreliose oder Virusinfektion: Nachweis spezifischer Antikörper im Serum

### Therapie

► Eiterentleerung durch Gelenkpunktion oder Saug-Spül-Drainage, evtl. weitere chirurgische Sanierung
► Antibiotika: z. B. Cephalosporin Gruppe 2 oder 3 evtl. + Clindamycin; Breitbandpenicillin + β-Lactamase-Inhibitor
► Ruhigstellung des Gelenks

## Spondylodiszitis/Spondylitis

Die Infektion der Wirbelsäule inkl. der Bandscheiben entsteht hämatogen oder postoperativ.
**Erreger** sind in der Regel Staphylokokken, selten Salmonellen, andere Enterobakterien, *M. tuberculosis.*

### Klinik

Rückenschmerzen, bei Wurzelkompression auch Lähmungen.

### Diagnose

► bildgebende Verfahren: CT, MRT, Szintigrafie
► Erregernachweis im Gewebe

### Therapie

► Antibiotikatherapie siehe „Osteomyelitis".

## Akute eitrige Arthritis

Akute bakterielle Gelenkentzündungen entstehen entweder hämatogen, fortgeleitet von anderen Infektionsherden, iatrogen nach Gelenkpunktion oder Operation oder traumatisch bei Verletzungen. Meist ist nur ein Gelenk betroffen (Monarthritis), vorwiegend das Knie- oder Hüftgelenk, seltener das Schulter-, Sprung-, Ellbogengelenk. Prädisponierend für die Entwicklung einer eitrigen Arthritis sind Diabetes mellitus, Immunsuppression, Prothesenimplantate

► Die häufigsten Erreger von Osteomyelitis, eitriger Arthritis oder Spondylodiszitis sind Staphylokokken.
► Zum Nachweis einer Osteomyelitis sind CT oder MRT empfindlichere Methoden als Röntgen.
► Bei Osteomyelitis ist die chirurgische Sanierung und eine Langzeit-Antibiotikatherapie für Wochen bis Monate erforderlich.

**ZUSAMMENFASSUNG** ►

## Endokarditis

Die **akute** Endokarditis wird verursacht durch pathogene Bakterien, die innerhalb weniger Wochen zu einer Destruktion der Herzklappen führen. Die **Erreger** sind z. B. *Staph. aureus* (i. v. Drogen), β-hämolysierende Streptokokken.

Eine **subakute** Endokarditis (**Endocarditis lenta**) entsteht durch Anlagerung von Bakerien an vorgeschädigte Herzklappen (rheumatische, artherosklerotische, kongenitale Schäden). Es entstehen Vegetationen, die die Klappenfunktion beeinträchtigen oder als Emboli in andere Organe gestreut werden können. Die **Erreger** sind meist wenig pathogene Florakeime, die bei invasiven Eingriffen in die Blutbahn gelangen, z. B. 70 % vergrünende Streptokokken (Eingriffe am Oropharynx), 10 % Enterokokken (Eingriffe an Harnwegen, Darm), 8 % Staphylokokken, selten gramnegative Erreger wie z. B. *Haemophilus, Actinobacillus, Cardiobacterium, Eikenella, Kingella* (HACEK), *Coxiella burnetii, Candida*.

### Klinik
**Akute Endokarditis:** Fieber, Herzgeräusche, Herzinsuffizienz, Gelenkschmerzen.
**Endokarditis lenta:** subfebrile Temperaturen, Leistungsschwäche, Gewichtsabnahme, Anämie; Herzgeräusche; häufig Arthralgien, Splenomegalie, Osler-Knötchen, kleinfleckige Hämorrhagien an Fingerkuppen, Fußsohle. Wegen der unspezifischen Symptome dauert es oft Monate bis zur Diagnosesestellung.

### Komplikationen
Herzinsuffizienz, embolische Infarkte in Gehirn, Lunge, Niere.

### Diagnose
▶ Ultraschalluntersuchung der Herzklappen
▶ Abnahme von Blutkulturen. Erregernachweis wegen kontinuierlicher Bakteriämie in mehreren Flaschen (zur Unterscheidung von Kontaminationskeimen). Der Erregernachweis gelingt bei Abnahme **vor** Antibiotika-Gabe bei 95 %.

### Therapie
**Akute** Endokarditis: initial Cefotaxim + Clindamycin + Aminoglykosid
**Endocarditis lenta:** nach Erregernachweis, z. B. Penicillin G (für 4–6 Wochen) + Gentamicin (für 2 Wochen).
Die Notwendigkeit einer Klappenersatz-OP ist abhängig von der Größe der Vegetationen und dem Ausmaß der Klappeninsuffizienz.

### Endokarditisprophylaxe
Patienten mit hohem Risiko (Endokarditis-Anamnese, Klappenprothesen, angeborener Herzfehler) benötigen bei Eingriffen mit potenziellem Bakteriämie-Risiko eine kurzzeitige AB-Prophylaxe, z. B. bei Oropharynx-OP (Zahnextraktion): Amoxicillin; bei einem Hauteingriff: Clindamycin.

## Myokarditis

Eine Entzündung des Herzmuskels tritt bei **Virusinfektionen** (Coxsackie!) auf oder als Begleitmyokarditis u. a. bei Influenza, Adenoviren, Mumps, EBV, CMV, HIV. Seltener sind **bakterielle Infektionen,** z.B. bei Borreliose, Chlamydieninfektion, Q-Fieber, Diphtherie, Typhus, septischen Herden bei bakterieller Sepsis. **Immunologisch** bedingt sein kann eine Myokarditis bei rheumatischem Fieber oder **toxisch** bedingt bei Urämie.

### Klinik
**Akut:** Herzinsuffizienz, Arrhythmien, Tachykardie, evtl. Herzvergrößerung und Atemnot. Herzrhythmusstörungen können zum plötzlichen Herztod durch Kammerflimmern führen. **Leichtere Infektionen:** Leistungsabfall, Müdigkeit.

### Diagnose
▶ EKG, Echokardiografie, evtl. MRT, Myokardbiopsie
▶ Erhöhung der Kreatininkinase im Serum
▶ Anstieg von Entzündungsparametern, z. B. BSG, CRP, Leukozytose
▶ Erregernachweis: meist nur indirekt durch Nachweis spezifischer Antikörper möglich

### Therapie
▶ virale Infektion: symptomatisch (strenge Bettruhe)
▶ bei Rhythmusstörungen evtl. Herzschrittmacher
▶ Borreliose: Ceftriaxon
▶ Q-Fieber, Chlamydien: Doxycyclin

## Perikarditis

Die Entzündung des Herzbeutels kann rheumatisch bedingt sein, als Begleiterkrankung bei Herzinfarkt, nach Herz-OP oder Trauma auftreten oder aber infektiöse Ursachen haben.

Infektionen gehen entweder von einer Myokarditis oder einer pulmonalen Infektion aus oder erfolgen durch hämatogene Streuung, traumatisch oder intraoperativ. Die Perikarditis kann ohne Erguss (**Pericarditis sicca**) oder mit Erguss (**Pericarditis exsudativa**) verlaufen. Ein Erguss beeinträchtigt die Herztätigkeit. Ausgedehnte Ergüsse führen zu einer lebensbedrohlichen Herztamponade.

**Erreger:** Viren: z. B. Coxsackie, seltener VZV, Adeno-, Mumps-, Influenza-Viren, EBV, CMV.
Bakterien: *Staph. aureus* (z. B. bei Pneumonie, Endokarditis, postoperativ, bei septischer Streuung), seltener Enterobakterien, Meningokokken, Anaerobier (z. B. Lungenabszess) Borrelien, Legionellen, Mykoplasmen, Chlamydien.

### Klinik
Trockene Perikarditis: Perikardreiben. Bei Erguss leisere Herztöne. Thoraxschmerz, evtl. Rechtsherzinsuffizienz, Dyspnoe, gestaute Halsvenen. Als Folge einer Perikarditis kann eine bindegewebige Umwandlung des Perikards bis zur Verschwartung des Herzbeutels (Panzerherz) auftreten.

### Komplikationen
Herzversagen durch Tamponade.

### Diagnose
▶ Perikardreiben
▶ EKG
▶ Sonografie: Nachweis eines Perikardergusses
▶ Erregernachweis bzw. Nachweis spezifischer Antikörper

### Therapie
▶ bei bakterieller Infektion: Antibiotika
▶ Ausgedehnte Ergüsse, die zu einer Behinderung des Bluteinstroms führen, erfordern eine Entlastung durch Perikardpunktion unter echokardiografischer Kontrolle.
▶ bei Panzerherz: OP (Perikardektomie)

---

▶ Die Endocarditis lenta entsteht durch Erreger, die bei invasiven Eingriffen von der Oropharyngeal-, Urogenital- oder Darmflora in die Blutbahn gelangen (z. B. operative Eingriffe, i. v. Drogenabusus). Bei Anlagerung an vorgeschädigte Herzklappen entstehen sog. Vegetationen, die als Emboli in andere Organe gelangen können.
▶ Die Myokarditis ist vorwiegend viral bedingt.
▶ Die Perikarditis kann einen Erguss zur Folge haben, der die Herztätigkeit beeinträchtigt und evtl. durch Perikardpunktion beseitigt werden muss.

**ZUSAMMENFASSUNG**

## Akute Cholezystitis/Cholangitis

Die Entzündung der Gallenblase bzw. Gallengänge tritt vorwiegend ab dem 4. Lebensjahrzehnt auf. Ursache ist ein Stau der Gallenflüssigkeit, am häufigsten verursacht durch Konkremente, seltener durch Tumor, Papillenstenose. Die Abflussbehinderung der Galle begünstigt die Infektionsentstehung. Die **Erreger** sind *E. coli* u. a. Enterobakterien, Enterokokken, Anaerobier (*Bacteroides*, Peptokokken, Clostridien), oft als Mischinfektionen. Selten *Pseudomonas, Salmonella* oder *Candida*.

> Jeder Stau von Körperflüssigkeiten durch Abflussbehinderungen fördert die Entstehung von Infektionen!

### Klinik

Bauchschmerzen im rechten Oberbauch, bei Chlolezystitis oft Ausstrahlung in das rechte Schulterblatt. Übelkeit, Erbrechen, lokale Abwehrspannung der Bauchdecke rechts. Fieber, evtl. Schüttelfrost, Ikterus.

### Komplikationen

Gallenblasenempyem, Gallenblasenperforation, Peritonitis, Sepsis, Pankreatitis, Leberabszess.

### Diagnose

▶ Klinik
▶ bildgebende Verfahren (Ultraschall: Steine, Verdickung Gallenblasenwand), Röntgen, CT, Cholangiografie
▶ Die endoskopisch retrogrande Cholangiopankreatikografie (ERCP) kann zur Beseitigung von Abflussbehinderungen sowie zur Materialgewinnung für den mikrobiologischen Erregernachweis dienen.
▶ Erregernachweis in Gallenflüssigkeit
▶ Labor: Leukozytose, Erhöhung von CRP, Bilirubin, GPT, alkalischer Phosphatase im Serum.

### Therapie

▶ Antibiotika, die eine möglichst hohe Wirksamkeit in der Gallenflüssigkeit erreichen, z. B. Ciprofloxacin, Mezlocillin oder Piperacillin/Tazobactam, Ceftriaxon + Metronidazol.
▶ Beseitigung des Abflusshindernisses durch OP oder Papillotomie
▶ bei drohenden Komplikationen sofortige OP unter Antibiotika
▶ bei rezidivierender Cholezystitis Cholezystektomie im beschwerdefreien Intervall

## Peritonitis

Die Entzündung der Bauchhöhle wird meistens durch Keime der normalen Darmflora verursacht. Die **primäre** Peritonitis entsteht in der Regel ohne Vorerkrankung in der Bauchhöhle. Die Erreger gelangen hämatogen, lymphogen oder aszendierend in die Bauchhöhle, z. B. bei Adnexitis, Leberzirrhose oder bei Malignomen. Die **sekundäre** Peritonitis entsteht bei Perforation des Darms, z. B. nach Trauma, OP, Anastomosen- oder Nahtinsuffizienz, bei Tumor, Appendizitis, Ulcus duodeni u. a. Bei Patienten mit chronisch ambulanter Peritonealdialyse (**CAPD**) wird das Dialysat durch Hautkeime über die Anschlussstelle kontaminiert, seltener durch Tunnelinfektion oder Darmperforation.

**Erreger:**
▶ primäre Peritonitis: meist Monoinfektion durch z. B. Pneumokokken, Streptokokken, Enterobakterien, Pseudomonaden, Anaerobier
▶ sekundäre Peritonitis: meist Mischinfektionen durch *E. coli,* Enterokokken, andere Enterobakterien, *Candida* mit anaeroben Bakterien
▶ CAPD: häufig Staphylokokken, seltener Enterobakterien, Enterokokken, *Pseudomonas* oder *Candida*

### Klinik

▶ Bauchschmerzen, gespannte Bauchdecke, (akutes Abdomen) fehlende Darmgeräusche, Übelkeit, Erbrechen, Fieber, Leukozytose, Anstieg der Entzündungsparameter
▶ CAPD: Bauchschmerzen, trübes Dialysat

### Komplikationen

Sepsis, intraperitoneale Abszesse, Dehydration und Elektrolytverschiebungen.

### Diagnose

▶ klinische Untersuchung: gespannte Bauchdecke
▶ Sonografie, CT
▶ Erregernachweis in Peritonealflüssigkeit, Dialysat, intraoperativen Abstrichen

### Therapie

**Primäre und sekundäre Peritonitis:** Chirurgische Sanierung! Reinigung der Bauchhöhle, Spülungen mit NaCl/Ringer-Lösung zur Entfernung von toxischen Produkten. Sanierung der Ausgangsquelle. Flüssigkeitssubstitution.
Antibiotika: z. B. Carbapenem; Piperacillin/Tazobactam; Cephalosporin der Gruppe 3 + Metronidazol. Bei Verdacht auf Candida-Infektion Antimykotika (z. B. Fluconazol, Voriconazol).
**CAPD:** Vancomycin oder Cephalosporin Gruppe 3 i. v. oder Zusatz von Vancomycin (25 mg/l) oder Gentamicin (4 mg/l) zum Dialysat. Weiterbehandlung nach Erregernachweis. Eine Katheterentfernung sollte in Erwägung gezogen werden bei Tunnelinfektion, persistierender oder rezidivierender Peritonitis, Darmperforation.

> Bei sekundärer Peritonitis stammen die Erreger aus der Darmflora. Meist handelt es sich um aerobe/anaerobe Mischinfektionen von *Enterobacteriaceae*, Enterokokken und anaeroben Bakterien, evtl. auch *Candida*.

## Akute Pankreatitis

Eine akute Pankreatitis entsteht primär durch Selbstverdauung des Gewebes, am häufigsten ausgelöst durch biliären Aufstau als Folge von Gallenwegserkrankungen, z. B. Gallensteine (60–70 % der Fälle), Alkoholabusus (30 %), seltener duch Medikamente, Viren (z. B. Mumps), Traumen oder als Komplikation nach ERCP. Sekundär treten Besiedelungen mit Darmkeimen ein.
**Erreger:** Oft aerob/anaerobe Mischinfektionen, z. B. *E. coli* u. a. Enterobakterien mit Anaerobiern (z. B. *Bacteroides*-Spezies).

### Klinik

Oberbauchschmerzen, Übelkeit, Erbrechen, Fieber, Schock. Bei biliärer Ursache evtl. Ikterus.

### Komplikationen

Pankreasabszess, Sepsis, Schock, Multiorganversagen.

### Diagnose

▶ Erhöhung von Pankreas-Lipase und -Elastase im Blut, Anstieg der Entzündungsparameter
▶ bildgebende Verfahren: Sonografie, CT, MRT

### Therapie

▶ Volumen- und Elektrolytsubstitution, Analgetika, Nahrungskarenz, parenterale Ernährung
▶ Antibiotika: z. B. Carbapenem (Imipenem/Cilastatin, Meropenem); Ciprofloxacin + Metronidazol
▶ chirurgische Sanierung von Abszessen und Nekrosen, Spülung des Bauchraums. Beseitigung der biliären Stauungsursachen

> Auslöser für die Entstehung einer akuten Pankreatitis ist am häufigsten ein biliärer Rückstau als Folge von Gallenwegserkrankungen.

## Intraabdominelle Abszesse

Bei Abszessen im Bauchraum unterscheidet man je nach Lage:

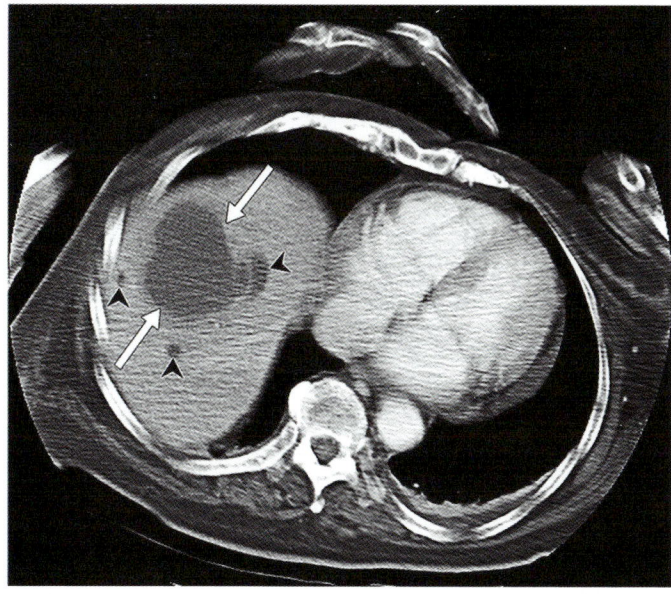

**Abb. 15.1:** Leberabszess. [E573]

▶ subphrenischer Abszess (unterhalb des Zwerchfells)
▶ subhepatischer Abszess (unterhalb der Leber)
▶ Schlingenabszess (am Dünndarm)
▶ parakolischer oder retrokolischer Abszess (am Dickdarm)
▶ Douglas-Abszess (im Douglasraum, als Folge von Appendizitis, Adnexitis)

Intraabdominelle Abszesse treten oft als Komplikation nach Peritonitis oder Operationen auf; Douglas-Abszesse als Folge von Appendizitis oder Adnexitis.

### Klinik
Bauchschmerzen, Fieber, evtl. Schüttelfrost. Bei Douglas-Abszess Beschwerden beim Wasserlassen, Stuhldrang, Schleimabgang.

### Diagnose
▶ bildgebende Verfahren: Ultraschall, CT
▶ Erhöhung von Laborwerten: CRP, Procalcitonin, Leukozytose

### Therapie
▶ chirurgische Sanierung, Abszessdrainage
▶ Antibiotika: nach Erregernachweis oder wie bei Peritonitis

## Morbus Whipple
Als Morbus Whipple wird eine seltene systemische Allgemeininfektion mit Beteiligung des Dünndarms und verschiedener anderer Organe bezeichnet. Als Erreger wird *Tropheryma whipplei* (Aktinomyzeten-Spezies) angenommen. Eventuell trägt ein Defekt der zellulären Immunität oder eine genetische Disposition zur Erkrankung bei. Unbehandelt führt die Erkrankung langsam progredient zum Tode. Eine rechtzeitige ad-

äquate Antibiotikatherapie kann eine Ausheilung bewirken.

### Klinik
Diarrhö, Steatorrhö, Bauchschmerzen, Meteorismus, Gelenkbeschwerden, Gewichtsverlust, evtl. Fieber. Bei neurologischer Beteiligung Kopfschmerzen, Apathie, Demenz. Bei Lungenbefall chronischer Husten.

### Diagnose
▶ Gastroskopie: typisches „Schneegestöber" der Duodenalschleimhaut, verursacht durch gestaute Lymphe in der Mukosa
▶ Untersuchung von Schleimhautbiopsien aus dem Dünndarm:
▶ histologisch ödematös geschwollene Dünndarmwand mit zahlreichen Makrophagen; in Makrophagen nach PAS-Färbung zahlreiche Einschlusskörperchen = Sickle particle containing cells (SPC-Zellen)
▶ Erregernachweis durch PCR in Dünndarmbiopsie
▶ evtl. Erregernachweis in Liquor (PCR)

### Therapie
Hoch dosierte intravenöse Antibiotikatherapie, z. B. mit Ceftriaxon oder Penicillinen.

Im Anschluss orale Dauertherapie mit Cotrimoxazol für mind. 12 Monate. (Für weitere Empfehlungen siehe Spezial-Literatur.)

> Die Symptomatik bei Morbus Whipple kann je nach betroffenen Organen völlig unterschiedlich sein.

## Leberabszess
Abszedierende bakterielle Entzündungen in der Leber entstehen meist im Rahmen einer Cholangitis, seltener durch hämatogene Streuung. Bei den **Erregern** handelt es sich meist um aerob/anaerobe Mischinfektionen, z. B. *Bacteroides*, Peptokokken, Enterobakterien, Staphylokokken. Bei Immundefizienz: zusätzlich *Candida, Aspergillus*. Im Anschluss an Darminfektionen mit *E. histolytica* kann ein Amöben-Abszess auftreten.

### Klinik
Fieber, Übelkeit, Gewichtsverlust, Schmerzen im rechten Oberbauch, evtl. Ikterus.

### Komplikationen
Peritonitis, Sepsis.

### Diagnose
▶ Leukozytose, Erhöhung CRP, Erhöhung Leberenzyme
▶ bildgebende Verfahren: Sonografie, CT, MRT, Leberszintigrafie (▶ Abb. 15 1).
▶ Erregernachweis in Punktat, evtl. in Blutkulturen
▶ Amöben-Abszess: Nachweis spezifischer Antikörper im Serum

### Therapie
▶ **Antibiotika:** Piperacillin/Tazobactam; Cephalosporin Gruppe 3 + Metronidazol; Carbapenem
▶ bei Amöben: Metronidazol (zusätzlich Darmsanierung mit Paromomycin)
▶ bei größeren Abszessen **chirurgische Drainage,** evtl. Leberteilresektion

---

> ▶ Die sekundäre Peritonitis geht von Vorerkrankungen (Darmperforation) in der Bauchhöhle aus. Erreger sind meist aerobe und anaerobe Keime der Darmflora. Die chirurgische Sanierung der Bauchhöhle ist neben der Antibiotikatherapie die wichtigste Maßnahme.
> ▶ Infektionen der Gallenwege entstehen durch sekundäre bakterielle Besiedelungen bei Abflussbehinderungen in den Gallenwegen.
> ▶ Leberabszesse entstehen am häufigsten auf dem Boden einer Cholangitis.
> ▶ Die akute Pankreatitis entsteht primär durch Selbstverdauung des Gewebes, am häufigsten angeregt durch biliären Aufstau mit sekundärer bakterieller Besiedelung.
>
> ## ZUSAMMENFASSUNG

## Hepatitis A

Der Erreger, das Hepatitis-A-Virus (**HAV**), ist weltweit verbreitet. Hochendemiegebiete sind Länder mit niedrigem Hygienestandard. In Deutschland treten vorwiegend Fälle nach Reisen in Endemiegebiete auf. Die **Übertragung** des Virus erfolgt **fäkal-oral** durch kontamierte Lebensmittel (z. B. Muscheln) oder Wasser. Im Dünndarm befallen die Erreger das Gewebe und gelangen hämatogen über die Pfortader in die Leber. Die Zerstörung der infizierten Hepatozyten wird durch die Immunantwort verursacht (Immunpathogenese). Bei Erwachsenen verlaufen 10–25 % der Infektionen asymptomatisch, bei Kindern bis 90 %. Die Ausscheidung über den Stuhl erfolgt bereits 1 bis 2 Wochen vor Krankheitsbeginn für ca. 6 Wochen. Symptome treten nach einer Inkubationszeit von 3 bis 5 Wochen auf. Die Infektion mit HAV verläuft meist gutartig, heilt vollständig nach 4 bis 8 Wochen (bis zu 1 Jahr) ohne Chronifizierung aus und hinterlässt eine lebenslange Immunität.

### Klinik

Appetitlosigkeit, Übelkeit, Durchfall, Müdigkeit, Fieber, Arthralgien, Juckreiz, Schmerzen im Oberbauch, Fieber. Ikterus („Gelbsucht") mit Dunkelfärbung des Urins durch Bilirubinausscheidung, Entfärbung des Stuhls.

### Diagnose

▶ Anstieg von Transaminasen und Bilirubin im Blut
▶ Nachweis spezifischer IgG/IgM-Antikörper im Serum (IgM-Antikörper bei Symptombeginn vorhanden)

### Therapie

Keine spezifische Therapie.

### Prophylaxe

▶ aktive Immunisierung bei Reisen in Endemiegebiete, beruflicher Exposition (Laborpersonal), homosexuellen Männern
▶ passive Immunisierung als Postexpositionsprophylaxe
▶ in Endemiegebieten Lebensmittelhygiene beachten (kein Verzehr von ungekochten Speisen oder Wasser)
▶ **meldepflichtige Erkrankung** (▶ Tab. 26.3)

> Fehlende HAV-IgM-Antikörper schließen bei immungesunden Patienten mit erhöhtenTransaminasen eine Hepatitis A sicher aus.

## Hepatitis B

Weltweit haben sich nach Angaben der WHO 2 Mrd. Menschen mit dem Hepatitis-B-Virus (**HBV**) infiziert; 270 Mio. sind chronische Virusträger. Deutschland weist eine niedrige Prävalenz auf; 7 % der Bevölkerung sind seropositiv. Die Hepatitis B ist neben der Hepatitis C die wichtigste Ursache für chronische Lebererkrankungen mit den möglichen Folgen Leberzirrhose oder Leberzellkarzinom.

Das Virus befindet sich in Blut oder Körpersekreten (Sperma, Vaginalsekret, Speichel, Muttermilch). Die **Übertragung** erfolgt **parenteral,** z. B. durch kleinste Blutmengen (z. B. Stichverletzungen bei medizinischem Personal, Nadelsharing bei i. v. Drogenabusus), durch Kontakt mit Körpersekreten (z. B. Sexualkontakt) oder peripartal von der Mutter auf das Kind. Die Viren gelangen hämatogen in die Leber. Die Zerstörung der Hepatozyten erfolgt durch zytotoxische T-Zellen (Immunpathogenese).

Die **Inkubationszeit** beträgt je nach Infektionsdosis 1 bis 6 Monate. Die Ausscheidung beginnt bereits vor Auftreten klinischer Symptome.

### Klinik

Etwa 80 % verlaufen klinisch inapparent. Bei akuter Hepatitis B gleichen die Symptome denen der Hepatitis A. In seltenen Fällen fulminanter Verlauf.

**Verlauf:** Ca. 90 % der Infektionen heilen nach Eliminierung des Virus aus. Chronische Verläufe mit Persistenz des Virus findet man bei 10 % der Erwachsenen, bei Säuglingen 90 % (pernatale Infektion!), bei Kindern nimmt das Risiko mit zunehmendem Alter ab. Die chronische Infektion kann weitgehend asymptomatisch verlaufen (chronisch persistierende Hepatitis) oder als chronisch aggressive Hepatitis mit fortschreitender Leberschädigung und Leberzirrhose. Nach 20 bis 30 Jahren kann ein hepatozelluläres Karzinom (HCC, Leberzellkarzinom) auftreten. Das Karzinomrisiko ist bei HBV-Infizierten 100- bis 200-fach höher als bei Nicht-Infizierten.

### Diagnose

▶ Nachweis bestimmter **HBV-Antigene** (HBs- [Surface-Protein], HBc- [Core-Antigen], HBe-Antigen) und **Antikörper** gegen HBV-Bestandteile (Anti-HBs, Anti-HBc-, Anti-HBe) (▶ Abb. 16.1, ▶ Tab. 16.1). Das Muster erlaubt Hinweise auf den Verlauf.
▶ **PCR:** Nachweis der Viruslast im Blut
▶ Anstieg von Transaminasen (GPT, GOT) und Bilirubin im Blut

Interpretation: Akute Hepatitis B: HBsAg und HBeAg positiv; meist auch Anti-HBc (persisitiert jahrelang). Anti-HBe treten erst nach Wochen auf, Anti-HBs erst nach Monaten (persistieren auch bei ausgeheilter Infektion jahrelang). Das Verschwinden von HBsAg zeigt das Ausheilen der Erkrankung an; das Persistieren von HBsAg > 6 Monate

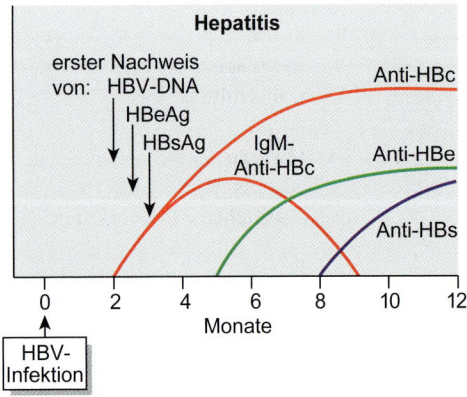

**Abb. 16.1:** Hepatitis-B-Serologie. [L231]

**Tab. 16.1:** Diagnostik der HBV-Infektion.

| Hepatitis B | HBs-Ag | HBe-Ag | Anti-HBc | Anti-HBe | Anti-HBs | HBV-DNA |
|---|---|---|---|---|---|---|
| **Akute Hepatitis B** | + | + | + | 0 | 0 | + |
| **Ausgeheilte Infektion** | 0 | 0 | + | + | + | 0 |
| **Virusträger** | + | +/0 | + | +/0 | 0 | + |
| **Chronisch aggressive Hepatitis B** | + | +/0 | + | +/0 | 0 | + |
| **Geimpfte Personen** | 0 | 0 | 0 | 0 | + | 0 |

ist ein Hinweis auf eine Chronifizierung. Geimpfte Patienten haben nur Anti-HBs-Antikörper, deren Titer über den Impfschutz entscheidet. Die Unterscheidung von chronisch persistierender und aggressiver Hepatitis ist nur durch den Verlauf, die Erhöhung der Transaminasen und die histologische Untersuchung von Leberbiopsien möglich.

**Therapie**
Bei chronischer Hepatitis: pegyliertes Interferon α. Bei Versagen oder Unmöglichkeit der Interferon-Therapie Nukleosid- bzw. Nukleotid-Analoga (Lamivudin, Adefovir, Entecavir, Telbivudin). Regelmäßige Kontrolle der HBV-DNA.

**Prophylaxe**
**Aktive Immunisierung:** Totimpfstoff aus rekombinanten HBs-Antigen (schützt nicht vor selten vorkommenden HBs-Escape-Mutanten).
**Postexpositionelle Prophylaxe:** Bei Exposition ungeimpfter Personen, z. B. bei Nadelstichverletzungen, sollte umgehend eine aktive und passive Immunsierung (Hyperimmunglobulin) erfolgen.
**Prophylaxe der perinatalen Übertragung:** Neugeborene von chronisch infizierten Müttern erhalten unmittelbar nach der Geburt eine Simultanprophylaxe. Bei sehr hoher Virämie der Mutter evtl. auch eine antivirale Therapie im letzten Schwangerschaftsdrittel.
**Meldeplichtige Erkrankung.**

## Hepatitis C
Das Hepatitis-C-Virus (**HCV,** 6 Genotypen) ist weltweit verbreitet. Nach Angaben der WHO infizieren sich weltweit 3–4 Mio. Menschen pro Jahr. 130 bis 170 Mio. sind chronisch mit HCV infiziert.
Das Virus wird **parenteral** übertragen, am häufigsten durch kontaminiertes Blut (Nadelsharing bei Drogenabusus, Nadelstichverletzungen bei medizinischem Personal). Bei hoher Viruslast kann das Virus auch in

anderen Körperflüssigkeiten (Speichel, Sperma, Muttermilch) nachgewiesen werden. Eine sexuelle Übertragung ist jedoch selten (homosexuelle Männer). Das Risiko einer perinatalen Übertragung auf Neugeborene durch die Mutter ist geringer als bei HBV. Eine Übertragung durch Stillen gilt als unwahrscheinlich. Die **Inkubationszeit** beträgt 3 bis 10 (2–26) Wochen.

**Klinik**
Bei 75 % verläuft die Infektion klinisch unauffällig, allenfalls mit grippeähnlichen Symptomen, Transaminasenerhöhung. Bei weniger als 10 % tritt ein Ikterus auf.
**Verlauf:** Das Risiko der Viruspersistenz und Chronifizierung ist bei HCV sehr hoch (50–85 %). Bei etwa ¼ der chronisch HCV-Infizierten entsteht nach 10 bis 20 Jahren eine Leberzirrhose mit dem Risiko eines Leberzellkarzinoms.

**Diagnose**
▶ Nachweis spezifischer Antikörper
▶ DNA-Nachweis mittels PCR
▶ bei chronischen Verläufen Leberbiopsie zur Beurteilung von Fibrosegrad und Entzündungsaktivität

**Therapie**
▶ pegyliertes Interferon in Kombination mit Ribavirin
▶ **Therapiedauer und -erfolg** hängen ab vom Genotyp:
▶ Genotyp 1: bis 48 Wochen, Therapieerfolg 50–60 %
▶ Genotyp 2 oder 3: für 24 Wochen, Therapieerfolg bis zu 80 %
▶ HCV-Protease-Inhibitoren, z. B. Boceprevir, Telaprevir, sind in Kombination mit Interferon und Ribavirin zur Therapie der Hepatitis C zugelassen.
**Meldepflichtige Erkrankung.**

> Bei Hepatitis C ist das Risiko einer Chronifizierung sehr hoch!

### Hepatitis-Delta-Virus
Das Hepatitis-Delta-Virus (**HDV**) ist ein inkomplettes Virus, das sich nur in Gegenwart von **HBV** vermehren kann. Die Erkrankung kommt nur als **Ko- oder Superinfektion bei Hepatitis B** vor. Die Übertragung erfolgt parenteral. Die HBV/HDV-Ko-Infektion zeigt meist einen fulminanten Verlauf, aber wenig Chronifizierungen (5 %). Bei der **Superinfektion** von HBV/HDV besteht ein hohes Chronifizierungsrisiko (90 %).

**Diagnose**
▶ Nachweis spezifischer Antikörper und Antigen
▶ DNA-Nachweis mittels PCR

**Therapie**
Pegyliertes Interferon α.

**Prophylaxe**
▶ Hepatitis B.
**Meldepflichtige Erkrankung.**

### Hepatitis E
Erreger ist das Hepatitis-E-Virus (**HEV**). In Deutschland sind jährlich 60–80 Fälle nach Fernreisen in Endemiegebiete zu verzeichnen. Die Übertragung erfolgt fäkal-oral durch kontaminierte Lebensmittel oder Wasser.

**Klinik**
Wie Hepatitis A, nur bei 25 % Ikterus.

**Diagnose**
Nachweis spezifischer Antikörper, DNA-Nachweis mittels PCR.

**Prophylaxe**
▶ Hepatitis A.
**Meldepflichtige Erkrankung.**

> ▶ Die Übertragung von HAV und HEV erfolgt fäkal/oral, HBV und HCV werden parenteral übertragen.
> ▶ Chronifizierungsrisiko: HAV: keine Chronifizierung; HBV bei Erwachsenen 10 %, bei Säuglingen 90 %; HCV auch bei Erwachsenen hohes Risiko für Chronifizierung.
> ▶ Bei Chronifizierung der Virushepatitis besteht das Risiko von Leberzirrhose und Leberzellkarzinom.
>
> **ZUSAMMENFASSUNG**

## Sepsis/SIRS (Systemic Inflammatory Response Syndrome)

Die Sepsis ist eine komplexe systemische Entzündungsreaktion auf eine Infektion. Sie kann durch unterschiedliche Erreger entstehen und von unterschiedlichen **Infektionsherden** ausgehen (z. B. pneumogene Sepsis, katheterassoziierte Sepsis, Urosepsis, Wundsepsis u. a.). Bei Fortschreiten der generalisierten Entzündungsreaktion kommt es zu Zeichen der **Organdysfunktion** (schwere Sepsis) und **Kreislaufversagen** (septischer Schock). Eine schwere Sepsis bzw. ein septischer Schock machen eine intensivmedizinische Behandlung notwendig. Entscheidend für die Prognose ist die möglichst frühzeitige adäquate antiinfektiöse Therapie und ggf. eine chirurgische Herdsanierung. Die Letalität bei septischem Schock liegt noch immer bei 40–60 %.
**Erreger:** ca. 50 % grampositive Erreger (Staphylokokken, Pneumokokken, Streptokokken); ca. 40 % gramnegative Erreger (Enterobakterien, Nonfermenter, Meningokokken), Anaerobier 3–5 %, *Candida* 3–5 %.
Je nach **Eintrittspforte** dominieren unterschiedliche Erreger:
▶ Harnwege, Galle, Peritonitis: *E. coli* u. a. Enterobakterien
▶ Wunden, Abszesse: *Staph. aureus*
▶ intravasale Katheter: koagulasenegative Staphylokokken

### Klinik

**Sepsis:** klinische Diagnose einer Infektion und mindestens zwei der folgenden Kriterien:
Fieber (≥ 38 °C) oder Hypothermie (≤ 36 °C), Tachykardie (Herzfrequenz ≥ 90/min), Tachypnoe (≥ 20/min), Leukozytose (≥ 12.000/mm$^3$) oder Leukopenie (≤ 4.000/mm$^3$) oder > 10 % unreife Neutrophile im Differenzialblutbild.
**Schwere Sepsis:** Sepsis plus Organdysfunktion (z. B. arterielle Hypoxämie, Thrombozytopenie, renale Dysfunktion, Enzephalopathie mit eingeschränkter Vigilanz, Desorientiertheit, Delirium).
**Septischer Schock:** wie Sepsis plus Hypotonie.

### Diagnose
▶ Klinik
▶ Erregernachweis in **Blutkulturen:** möglichst **vor Beginn der Antibiotikatherapie** nach Hautdesinfektion durch Venenpunktion Blut entnehmen und 5–10 ml in aerobe bzw. anaerobe Blutkulturflasche verimpfen. Zwei bis vier Blutkulturen von unterschiedlichen Punktionsstellen entnehmen. Bei Entnahme unter Antibiotika: im Dosie-

rungsintervall entnehmen und Flaschen mit Adsorberharzen verwenden, die einen Teil der Antibiotika inaktivieren. Eine Entnahme aus intravasalen Kathetern ist nur sinnvoll bei Verdacht auf Katheterinfektion.
▶ Zum Erregernachweis Material aus vermutetem Infektionsherd entnehmen: Punktate, Urin, respiratorisches Sekret, Wundabstriche, Venenkatheter
▶ Laborparameter: Bestimmung von Entzündungsparametern, z. B. C-reaktives Protein (CRP), Procalcitonin, Parameter der Organfunktion (Nieren-, Leberfunktion, Gerinnung, Laktat, Glukose u. a.)
▶ Fokussuche: Inspektion von Haut, Scheimhaut. Auskultation Thorax, Bauchorgane
▶ bildgebende Verfahren (Sonografie, Röntgen, CT, MRT)

### Therapie
▶ **Antibiotika:** Die Initialtherapie muss schnellstmöglich erfolgen und alle infrage kommenden Erreger erfassen (ohne suffiziente Antibiotikatherapie steigt die Letalität pro Stunde um ca. 7%). Bei unbekanntem Erreger oder Ausgangsherd z. B. Carbapenem (Imipenem oder Meropenem) oder Piperacillin/Tazobactam evtl. + Aminoglykosid, Vancomycin, bei dringendem Verdacht auf MRSA Linezolid. Nach Erregernachweis und Resistenztestung kann die Therapie angepasst werden (Deeskalation).
▶ Bei Kenntnis von Infektionsort und wahrscheinlichem Erregerspektrum kann die Therapie entsprechend dem individuellen Risiko des Patienten und ggf. dem lokalen Resistenzspektrum modifiziert werden, z. B. Cephalosporin Gruppe 3 + Clindamycin oder Vancomycin; Cephalosporin Gruppe 3 + Chinolon. Die Therapie sollte alle 2 Tage evaluiert werden. Therapiedauer: i. d. R. 8 bis 10 Tage.
▶ **Herdsanierung:** ein septischer Infektionsherd muss möglichst rasch beseitigt werden, ggf. chirurgische Sanierung, Inzision, Drainage von Abszessen, Empyemen, Entfernung von nekrotischem Gewebe. Entfernung von Kathetern oder Fremdkörpern, für die ein Zusammenhang mit der Infektion vermutet wird.

▶ **Supportive Therapie:** hämodynamische Stabilisierung und Optimierung vitaler Funktionen (mechanische Beatmung, kreislaufstützende Maßnahmen, Schocktherapie, Ausgleich von Volumen und Elektrolyten, ggf. Nierenersatzverfahren, Behandlung der Verbrauchskoagulopathie u. a.).

> ▶ Bei Sepsis muss möglichst frühzeitig mit einer adäquaten, ein breites Erregerspektrum umfassenden Antibiotikatherapie begonnen werden, um die Letalität zu reduzieren. Nach Erregernachweis und Antibiogramm kann die Therapie entsprechend angepasst werden (Deeskalation).

## Toxic Shock Syndrome (TSS)

Das Toxic Shock Syndrome wird ausgelöst durch **Toxine** von Streptokokken oder *Staph. aureus,* die als **Superantigene** wirksam sind und eine unspezifische polyklonale Aktivierung von T-Zellen induzieren. Deren Zytokine bewirken eine Stimulation von Makrophagen mit massiver Zytokinausschüttung. Die Symptome sind Folgen der Überproduktion von Zytokinen. Bei Streptokokken geht die Infektion oft von Minimalläsionen, z. B. Insektenstichen, aus.

### Klinik
Hohes Fieber mit Exanthem, evtl. Lokalinfektion an der Eintrittspforte. Foudroyanter Verlauf, innerhalb weniger Stunden oder Tage Schock, Multiorganversagen.

### Diagnose
Siehe Sepsis. Evtl. Erregernachweis an Eintrittspforte.

### Therapie
Siehe Sepsis. Breitbandantibiotika mit Clindamycin kombinieren (stoppt die Toxinproduktion der Bakterien).

---

> ▶ Sepsis ist eine schwere Allgemeininfektion mit hoher Letalität.
> ▶ Die Erreger sind grampositve oder gramnegative Bakterien, seltener Pilze.
> ▶ Entscheidend für die Prognose ist die möglichst frühzeitige adäquate Antibiotikatherapie und ggf. die chirurgische Herdsanierung.
> ▶ Die Initialtherapie muss alle infrage kommenden Erreger umfassen.
> ▶ Nach Erregernachweis und Resistenztestung kann deeskaliert werden.

**ZUSAMMENFASSUNG**

## Malaria

Die Bezeichnung stammt aus dem Lateinischen „mala aria" = schlechte Luft.
Weltweit werden pro Jahr 4–5 Mio. Erkrankungen geschätzt. In Deutschland treten ca. 1.000 Fälle/Jahr bei Reiserückkehrern auf.
**Erreger** sind **Plasmodien** (Protozoen), die durch weibliche Anopheles-Mücken übertragen werden. Humanpathogene Plasmodien verursachen unterschiedliche Erkrankungen:

| P. falciparum | Malaria tropica (Fieber unregelmäßig) |
|---|---|
| P. vivax | Malaria tertiana (Fieber alle 48 h) |
| P. ovale | Malaria tertiana (Fieber alle 48 h) |
| P. malariae | Malaria quartana (Fieber alle 72 h) |

Die Mücken injizieren mit dem Speichel Sporozoiten ins Blut. Nach kurzer Parasitämie vermehren diese sich in den Leberparenchymzellen und gelangen als Merozoiten wiederum ins Blut und befallen Erythrozyten. Durch Zerfall der Erythrozyten werden sie freigesetzt und befallen weitere Erythrozyten. Der typische Malariaanfall wird durch Zerfall der Erythrozyten und Induktion von Zytokinen (Interleukin-1, TNF) ausgelöst, wobei das Fieberintervall durch die Erregerart bestimmt wird. Je nach Plasmodienart beträgt die **Inkubationszeit** 8 bis 30 Tage.
Am gefährlichsten sind Infektionen mit *P. falciparum,* die mit **Komplikationen** und unbehandelt mit einer **Letaliät von 20 %** einhergehen. Mikrozirkulationsstörungen durch aggregierte Erythrozyten führen zu sekundärer Gewebeanoxie mit Petechien und Nekrosen in diversen Organen (Gehirn, Lunge, Nieren).
Bei **Malaria tertiana** können die Erreger bei unzureichender Behandlung **in der Leber persistieren** und jahrelang **Rezidive** verursachen.

In Endemiegebieten kann durch ständige Reinfektionen eine zeitlich begrenzte Semi-Immunität eintreten. Entfällt die Boosterung einige Zeit, ist eine neue Erkrankung möglich.

### Klinik

Hauptsymptom ist Fieber bis 40 °C. Weitere Symptome sind Anämie, Kopf- und Gliederschmerzen, Appetitlosigkeit, manchmal Durchfall, Splenomegalie, Anämie.
Bei Malaria tropica kommt es häufig zu Komplikationen, z. B. zerebrale Malaria mit Eintrübung, Krämpfen, Thrombozytopenie, Ikterus, Niereninsuffizienz, Immunkomplexglomerulonephritis, Lungenödem, Gerinnungsstörungen.

### Diagnose

> Bei jedem Patienten mit Fieber nach einem Tropenaufenthalt muss eine Malaria sicher ausgeschlossen werden.

▶ **Goldstandard** ist der mikroskopische Erregernachweis im Blut (Blutausstrich, Dicker Tropfen, Giemsa-Färbung). Er erlaubt eine Quantifizierung der Parasitendichte und die morphologische Identifizierung (▶ Abb. 18.1) und sollte von erfahrenen Experten begutachtet werden. Bei negativem Befund ist zum sicheren Ausschluss einer Malaria die Untersuchung mehrmals zu wiederholen.
▶ Antigennachweis (falsch negative Befunde möglich)
▶ PCR (Speziesidentifizierung)
▶ Antikörpernachweis (nicht zur Akutdiagnostik geeignet)

### Therapie

Die Therapie muss folgende Aspekte berücksichtigen: Erregerart, Resistenzsituation, Schwere der Erkrankung, Chemoprophylaxe, Unterscheidung unkomplizierte oder komplizierte Malaria.

▶ **unkomplizierte Malaria:** Atovaquon/Proguanil, Artemeter/Lumefantrin, Mefloquin
▶ **komplizierte Malaria tropica:** Chinin + Doxycyclin, Kinder Chinin + Clindamycin
▶ **Malaria tertiana:** Chloroquin. Nachbehandlung mit Primaquin zur Eradikation von Hypnozoiten in der Leber (Glukose-6-Phosphat-Dehydrogenase-Mangel ausschließen!)
▶ **Malaria quartana:** Chloroquin

### Prophylaxe

Mückenstiche vermeiden durch Schlafen unter Moskitonetz, bedeckende Kleidung, Anwendung von Repellents, kein Aufenthalt im Freien in der Dämmerung, Mückenbekämpfung.
Die Chemoprophylaxe richtet sich nach Reiseland und Resistenzsituation.
Im Zweifelsfall sollten Spezialzentren, z. B. Tropeninstitut, Deutsche Gesellschaft für Tropenmedizin und Internationale Gesundkeit (www.dtg.mwn.de), konsultiert werden!
Meldepflicht ▶ Tab. 26.3.

## Dengue-Fieber

Weltweit gibt es ca. 40 Mio. Infektionen pro Jahr, in Deutschland etwa 400 importierte Fälle pro Jahr.
**Erreger** ist das **Dengue-Virus** (4 Serotypen), das durch **Aedes-Mücken** übertragen wird. Die Virusvermehrung findet an der Eintrittspforte, die Generalisierung in Monozyten statt. Die Krankheitssyptome beruhen auf starker Aktivierung von T-Zellen und Zytokinausschüttung. Sekundärinfektionen mit anderen Virus-Serotypen verlaufen dramatischer als Erstinfektionen.
Die **Inkubationszeit** beträgt zwischen 3 und 14 Tagen.

### Klinik

Meist asymptomatischer Verlauf oder 3 Tage dauernde fieberhafte Erkrankung.

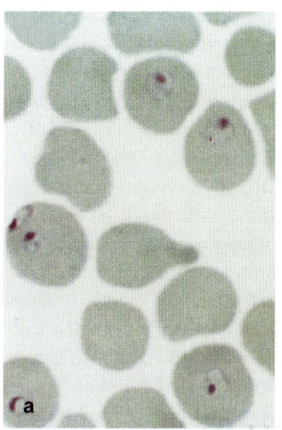
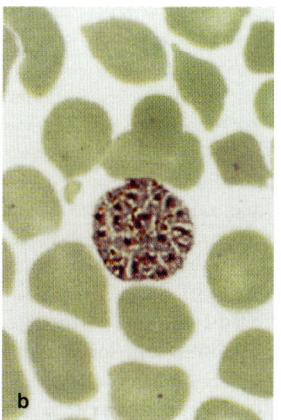
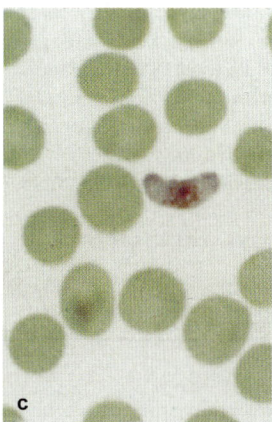
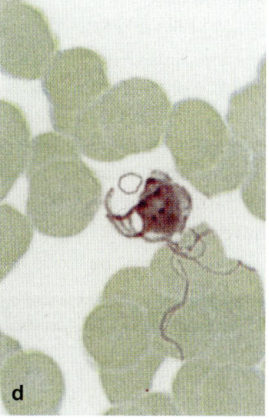

**Abb. 18.1:** Malaria-Plasmodien.
a) *P. falciparum*-Ringformen in Erythrozyten,
b) Blutschizont von *P. vivax,*
c) Gametozyt von *P. falciparum,*
d) Gametozyt von *P. vivax.* [E491]

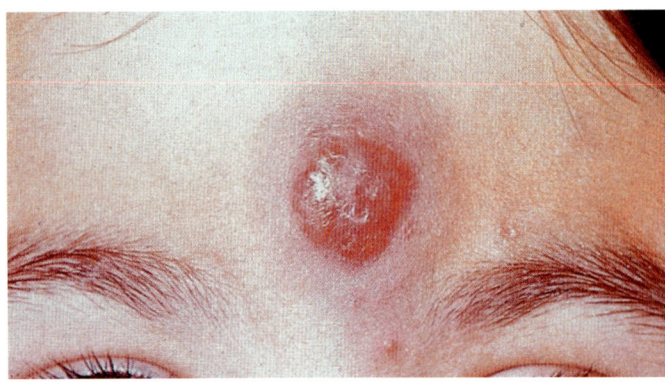

**Abb. 18.2:** Orientbeule an der Stirn. [E333]

**Klassisches Dengue-Fieber:** hohes Fieber bis 40 °C, Kopfschmerzen, starke Glieder-, Muskelschmerzen („Knochenbrecherfieber"); makulopapulöses Exanthem (durch Druck verstreichbar), generalisierte Lymphknotenschwellungen, Hepatosplenomegalie, Leuko- und Thrombozytopenie. Meist selbstlimitierend nach 7 Tagen.

**Hämorrhagisches Dengue-Fieber** (öfter bei Sekundärinfektionen): wie klassisches Dengue-Fieber, zusätzlich plötzliche rapide Verschlechterung, Blutungsneigung, Petechien in Haut und Schleimhäuten, Blutungen in Organen, z. B. Hämaturie, Bluterbrechen, Gehirnblutungen; evtl. Leberversagen, Aszites, Schock.

**Diagnose**
Nachweis spezifischer Antikörper, Virusnachweis durch PCR (Speziallabor).

**Therapie**
Symptomatisch.

**Prophylaxe**
Schutz vor Mückenstichen, Mückenbekämpfung.

> Bei Dengue-Fieber sind Mehrfachinfektionen durch unterschiedliche Serotypen des Dengue-Virus möglich. Zweitinfektionen verlaufen schwerwiegender und komplikationsreicher!

## Leishmaniose

Weltweit sind jährlich etwa 1,5 bis 2 Mio. Neuerkrankungen zu verzeichnen. Die Erreger sind **Leishmanien** (Protozoen), die durch Stiche von **Sandfliegen** übertragen werden.

Einige Leishmanien-Arten (*L. donovanii, L. tropica*) kommen nur bei Menschen vor, für andere sind Hunde oder Nagetiere das Reservoir. Je nach Erreger entstehen unterschiedliche Erkrankungen:

▶ **Viszerale Leishmaniose:**
▶ **Erreger:** *L. donovani, L. infantum, L. chagasi.* Die Vermehrung der Erreger geschieht in Haut und regionären Lymphknoten. Nach hämatogener Streuung werden die Zellen des RES in Milz, Leber, Knochenmark zerstört. Unbehandelt nimmt die viszerale Leishmaniose oft einen tödlichen Verlauf.
▶ **Inkubationszeit** 3 bis 8 Monate
▶ **Klinik:** Fieber, Gewichtsverlust. Nach Monaten Hepatosplenomegalie, Leukopenie, Haut- und Schleimhaublutungen, dunkle Pigmentierung der Haut (Kala azar = schwarzes Fieber).
▶ **Kutane Leishmaniose:**
▶ **Erreger:** *L. tropica, L. major, L. aethiopica, L. mexicana*-Komplex.
▶ **Klinik:** An der Einstichstelle entsteht zunächst eine kleine Papel, später größere Ulzeration (Orientbeule, ▶ Abb. 18.2). Nach Wochen bis Monaten Selbstheilung.
▶ **Mukokutane Leishmaniose:**
▶ **Erreger** *L.-braziliensis*-Komplex
▶ **Klinik:** schwere Ulzerationen an Schleimhäuten Nase, Mund.

**Diagnose**
▶ mikroskopischer/PCR-Erregernachweis aus Läsionen, bei viszeraler Leishmaniose in Knochenmark, Milz, Leber
▶ Nachweis spezifischer Antikörper

**Therapie**
**Kutane** Leishmaniose: Selbstheilung, evtl. lokal Paromomycin oder OP
**Viszerale** oder **mukokutane** Leishmaniose: Antimonpräparate (Glucantime) evtl. + Pentamidin, Amphotericin B. Miltefosine. Tropeninstitut konsultieren!

**Prophylaxe**
Schutz vor Mückenstichen.

---

> ▶ Bei jedem Patienten mit Fieber nach Tropenaufenthalt muss eine Malaria sicher ausgeschlossen werden!
> ▶ Am gefährlichsten ist die Malaria tropica (*P. falciparum*), die mit Komplikationen und einer Letalität von 20 % einhergeht.
> ▶ Dengue-Fieber: durch vier unterschiedliche Virus-Typen sind mehrfache Infektionen möglich. Sekundärinfektionen mit anderen Virus-Serotypen verlaufen dramatischer als Erstinfektionen.
> ▶ Leishmanien werden durch Sandfliegen übertragen. Je nach Erreger werden unterschiedliche Krankheitsbilder verursacht: kutane, mukokutane, viszerale Leishmaniose.
>
> **ZUSAMMENFASSUNG**

## Dermatophytosen

Dermatophyten sind **Fadenpilze,** die Haut, Haare oder Nägel befallen. Die **Erreger** gehören den drei Gattungen *Epidermophyton*, *Trichophyton* und *Microsporum* an. Sie werden von Mensch zu Mensch oder vom Tier auf den Menschen übertragen. Die verursachten Erkrankungen werden als **Tinea** bezeichnet (▶ Tab. 19.1).

**Tab. 19.1** Dermatophytosen.

| Erkran-kung | Tinea-Form | Erreger |
|---|---|---|
| Haut-mykose | *Tinea corporis* | *T. mentagrophytes*, *M. canis* |
| Fuß-mykose | *Tinea pedis* | *T. rubrum, T. mentagro-phytes, E. floccosum* |
| Nagel-mykose | *Tinea unguium* | *T. rubrum, T. mentagro-phytes* |
| Kopfhaar-mykose | *Tinea capitis* | *T. tonsurans, M. canis* |
| Bart-mykose | *Tinea barbae* | *T. rubrum, T. mentagro-phytes* |

### Klinik

An der Haut manifestiert sich die Infektion als rote, schuppende Effloreszenz, die vom Zentrum zur Peripherie fortschreitet (Fußpilz). Infizierte Haare werden brüchig; Nägel zeigen eine Aufsplitterung der Nagelfläche.

### Diagnose

Mikroskopischer und kultureller Erregernachweis.

### Therapie

Lokale Antimykotika, z. B. Ciclopiroxolamin, Azole, Allylamine, Amorolfin. Bei tiefen Dermatomykosen zusätzlich z. B. Terbinafin, Griseofulvin, Fluconazol, Itraconazol.

## *Candida*-Infektionen

*Candida* sind **Sproß-** oder **Hefepilze.** Sie können als normale Kommensalen Haut- und Schleimhäute kolonisieren. Bei Störungen der physiologischen Bakterienflora können sie zu endogenen lokalen oberflächlichen Infektionen **(Soor)** auf Haut oder Schleimhaut führen (Vaginal-, Mund-, Windelsoor). Bei Risikopatienten mit eingeschränkter Immunabwehr (z. B. schwerkranke Intensivpatienten, bei Leukämie, nach Knochenmark- oder Organtransplantation) sind invasive lebensbedrohliche Infektionen zu befürchten, die ihren Ausgang von Besiedelungen nehmen.

Der häufigste **Erreger** (90 %) ist *C. albicans*, seltener sind andere *Candida*-Arten: *C. glabrata, C. tropicalis, C. parapsilosis, C. krusei* u. a.

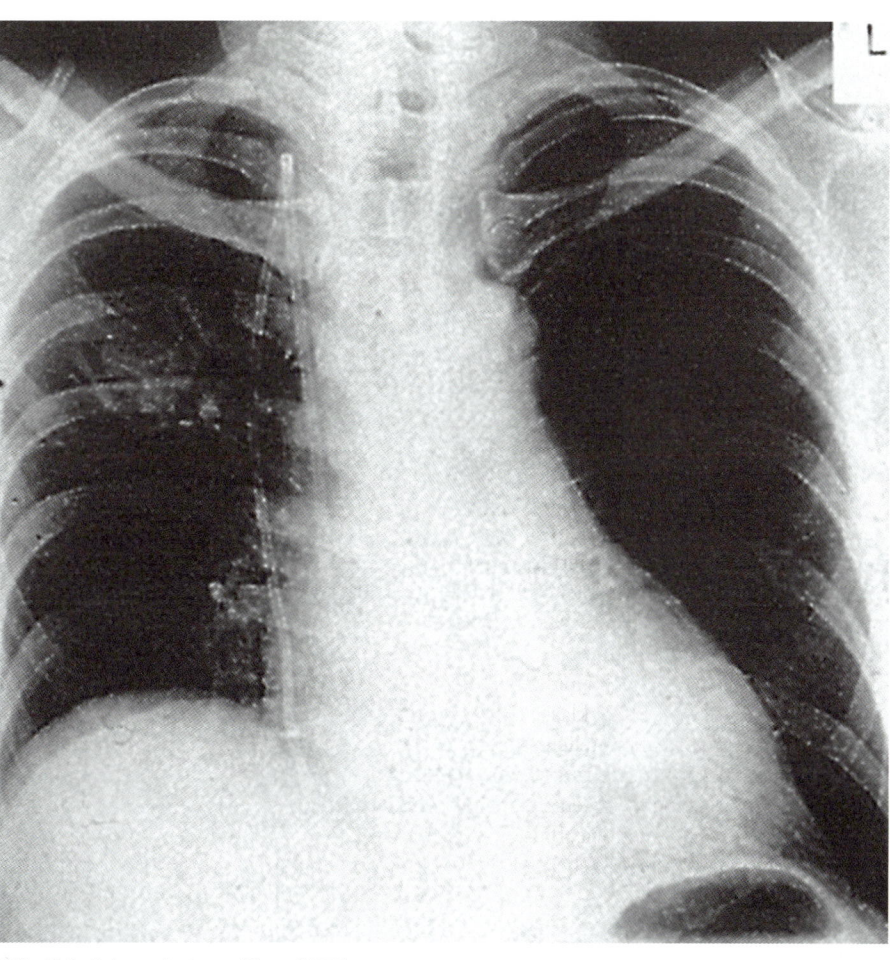

**Abb. 19.1:** Pulmonale Aspergillose. [R172]

### Klinik

**Soor:** Rötung, weiße Beläge auf Schleimhäuten, Juckreiz.
**Systemmykose:** Candidämie, Organbefall bei Immundefizienz.

### Diagnose

Kultureller Erregernachweis. Unterscheidung zwischen Besiedelung und Infektion!

### Therapie

**Soor:** lokale Antimykotika (Azole, Nystatin), z. B. als Salbe oder Lutschtabletten, bei Vaginalsoor als Vaginaltabletten.
**Systemische Infektionen:** z. B. bei *C. albicans* Fluconazol. Einige Arten wie *C. glabrata, C. krusei* sind primär resistent gegen Fluconazol und werden durch die Therapie selektioniert. Bei lebensbedrohlichen Infektionen z. B. Echinocandine (Caspofungin), Voriconazol oder Amphotericin B (liposomale Formulierung). Siehe auch ▶ Tab. 2.5.

## Kryptokokkose

Der **Erreger,** *Cryptococcus (C.) neoformans* (Sproßpilze), kommt in Staub, Vogelkot vor. Erkrankungen treten nur bei **T-Zell-Defekt** auf, z. B. bei HIV, Lymphom, unter Kortisontherapie oder bei Organtransplantation.

Die Infektion erfolgt durch Inhalation. Von der Lunge ausgehend erfolgt die Streuung vorrangig in die Meningen.

### Klinik

Bei Meningitis: schleichender Verlauf mit Kopfschmerzen, Wesensveränderung, Nackensteife, Eintrübung.

### Diagnose

Erregernachweis in Liquor: Kultur, Mikroskopie, Antigennachweis.

> Durch eine generalisierte Kryptokokkose sind nur Patienten mit T-Zell-Defekten gefährdet.

### Therapie

Amphotericin B + 5-Flucytosin; Fluconazol. Rezidivprophylaxe bei anhaltendem Immundefekt: Fluconazol.

## Aspergillose

Aspergillen (Schimmelpilze) kommen ubiquitär vor, besonders auf verrottenden Pflanzen, Humus, Kompost, Topfpflanzen. Der häufigste Erreger ist *A. fumigatus*.

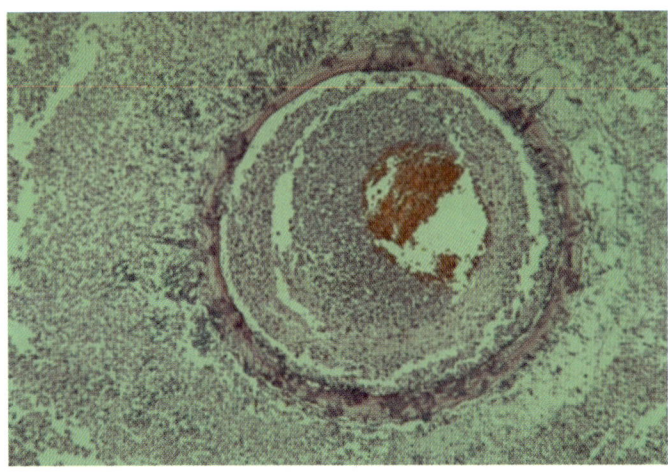

**Abb. 19.2:** Invasive Aspergillose, Histologie. [M598]

Je nach Immunstatus können unterschiedliche Erkrankungen entstehen. Bei Immunkompetenz **lokale Infektionen,** z.B. Otitis externa, Sinusitis. Bei Inhalation von Pilzsporen **allergische bronchopulmonale Aspergillose,** bei Lungenvorschädigung **Aspergillom** (Pilzknoten in der Lunge). Bei Immundefizienz nach Inhalation von Pilzsporen invasive lebensbedrohliche Infektionen.

### Invasive Aspergillose
Bei immundefizienten Patienten (Neutropenie, Leukämie, Knochenmark- oder Organtransplantation, Kortisontherapie) besteht nach Inhalation von Aspergillus-Sporen die Gefahr einer Pneumonie mit Generalisierung und Absiedelung in andere Organen (Niere, Leber, ZNS), die häufig tödlich endet (▶ Abb. 19.1, ▶ Abb. 19.2). Die Prognose kann nur durch unverzügliche antimykotische Therapie gebessert werden.

**Klinik**
Fieber, Pneumonie, Leukozytose, Anstieg der Entzündungsparameter.

**Diagnose**
▶ Röntgen, CT
▶ Aspergillus-Antigennachweis in Serum
▶ Nachweis von Aspergillus (Mikroskopie, Kultur, PCR, Histologie) in BAL, Biopsie (▶ Abb. 19.2).

**Therapie**
Voriconazol. Alternativen: liposomales Amphotericin B, Caspofungin.

### Seltene Schimmelpilzmykosen

Fusarien, *Scedosporium,* Zygomyzeten sind Fadenpilze, die ubiquitär vorkommen. Bei Patienten mit starker Immunsuppression (z.B. Knochenmarktransplantation) können sie disseminierte Infektionen auslösen, die mit hoher Letalität einhergehen. Diese Infektionen sind schwer therapierbar, da viele Antimykotika dagegen unwirksam sind.

### Systemmykosen
Außerhalb Europas (hauptsächlich Nord- und Südamerika) kommen als Erreger von Systemmykosen endemisch verschiedene **dimorphe Pilze** vor, z.B. *Blastomyces dermatitidis, Coccidioides immitis, Histoplasma capsulatum, Paracoccidioides brasiliensis, Sporotrix schenckii* (siehe Spezialliteratur). Die Infektionen führen meist nach Inhalation zu pulmonalen Infektionen, dann zum Befall weiterer Organe.

### Pneumocystis-Pneumonie
▶ Kap. 6

## Lyme-Borreliose

Die Lyme-Borreliose ist die häufigste durch Zecken übertragene Infektion in Europa. In Deutschland kommen jährlich ca. 50.000 bis 100.000 Fälle vor.

**Erreger** sind verschiedene Spezies von **Borrelien** (spiralförmige Bakterien; Spirochäten), die zum Komplex *B. burgdorferi sensu lato* gehören (*B. burgdorferi sensu stricto, B. afzelii, B. garinii, B. spielmanii*). Reservoirwirte sind Nagetiere, Rotwild und Vögel. Die **Übertragung** auf den Menschen erfolgt durch **Zecken**, hauptsächlich *Ixodes ricinus* (Holzbock). In Deutschland sind 20 % adulter Zecken und 10 % der Nymphen infiziert. Das Übertragungsrisiko steigt mit der **Dauer des Saugaktes**, weshalb Zecken möglichst rasch entfernt werden sollten (nach 36 h: 7 %, nach 48 h: 75 %). Nach dem Zeckenstich vermehren sich die Borrelien zunächst lokal (Stadium I), anschließend erfolgt die Streuung in andere Organe (Stadium II). Die Mehrheit der Fälle heilt in Stadium I und II spontan aus. Weniger als 10 % persistieren und können zu chronischen Infektionen führen (Stadium III).

### Klinik

**Stadium I:** Tage bis Wochen nach Zeckenstich bildet sich in 75 % der Fälle ein **Erythema migrans** (EM) an der Einstichstelle (konzentrische Hautrötung mit zentraler Abblassung) (► Abb. 20.1). Teilweise mit Fieber, Myalgien, Kopfschmerzen. Meist spontane Ausheilung. Bei 10 % Übergang in Stadium II.

**Stadium II:** nach Wochen bis Monaten. Häufigste Manifestation (bis 80 %) als **akute Neuroborreliose,** z. B. Meningoradikulitis oder aseptische Meningitis mit Fazialisparese. Kinder entwickeln häufiger als Erwachsene eine periphere **Fazialisparese**. Seltenere Manifestationen sind Karditis mit AV-Block oder Arthritis.

**Stadium III:** nach Monaten bis Jahren Spätmanifestationen an Bewegungsapparat, Haut oder Nervensystem. Am häufigsten ist die **chronische Lyme-Arthritis** (rezidivierende Mono- und Oligoarthritiden der großen Gelenke mit Ergüssen, insbesondere Kniegelenk); seltener eine **Acrodermatitis chronica atrophicans** (ACA) oder eine **chronische Neuroborreliose.**

Welche Manifestationen auftreten, hängt vom Organtropismus der Erreger ab:
► *B. garinii:* häufiger neurologische Manifestation
► *B. afzelii:* Hautmanifestation
► *B. burgdorferi:* häufiger Arthritis

### Diagnose
► Nachweis spezifischer Antikörper (ELISA; Immunoblot): nur in Zusammenhang mit klinischem Bild, Dauer der Erkrankung richtig interpretierbar. Nicht geeignet zur Therapiekontrolle. Antikörper, auch IgM, persistieren über Jahre. Bei Neuroborreliose paralleler Antikörper-Nachweis in Serum und Liquor
► Erregernachweis mittels PCR, z. B. in Punktaten (Spezialfälle)

### Therapie
► Stadium I (EM): Erwachsene Doxycyclin für 2 Wochen. Kinder Amoxicillin oder Cefuroxim
► Stadium II und III: Ceftriaxon für 3 Wochen

### Prophylaxe
Zeckenstiche vermeiden (bedeckende Kleidung).

> Zecken möglichst frühzeitig entfernen, da mit der Dauer des Saugaktes das Risiko für die Übertragung von Borrelien steigt.

## Babesiose
Babesien sind Protozoen, die durch Zecken auf Tiere oder Menschen übertragen werden. Die Babesiose spielt hauptsächlich bei Hunden eine Rolle (Hundemalaria). Einige humanpathogene Arten (*B. divergensis, B. microti*) können auch beim Menschen Infektionen verursachen. Die Seroprävalenz bei Risikopersonen (Waldarbeiter) liegt in Süddeutschland bei 14 %.

### Klinik
Malaria-ähnliche Infektion mit Fieber, Kopfschmerzen, Anämie, Splenomegalie. Bei Immunsuppression, Milzextirpation fulminanter Verlauf möglich.

### Diagnose
► Erregernachweis (PCR)
► Nachweis spezifischer Antikörper

### Therapie
Clindamycin + Chinin; Atovaquon + Azithromycin

## Brucellose
**Erreger:**
► *Brucella abortus* (Rind): Morbus Bang
► *Brucella melitensis* (Ziegen, Schafe): Maltafieber
► *Brucella suis* (Schwein, insbes. Wildschwein): Schweinebrucellose

Die Erreger werden von infizierten Tieren über Milch, Urin, Fäzes und Plazenta ausgeschieden. In Deutschland gelten Rinder, Schafe und Ziegen als brucellosefrei. Jährlich werden 25 bis 35 Fälle importiert, weltweit gibt es ca. 500.000 Fälle pro Jahr. Endemiegebiete: Mittelmeerländer, Asien, Lateinamerika.
Erkrankungen beim Menschen werden meist durch **kontaminierte Lebensmittel** (nicht pasteurisierte Milch und Milchpro-

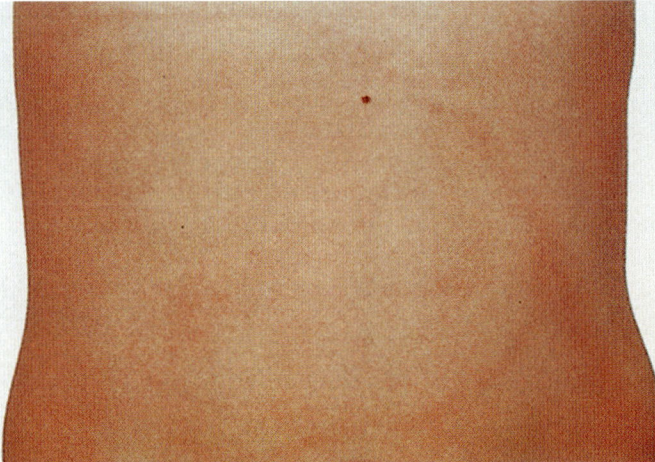

**Abb. 20.1:** Lyme-Borreliose: Erythema migrans. [M123]

**Tab. 20.1:** Durch Zecken übertragene Infektionen.

| Erreger | Erkrankung |
|---|---|
| *B. burgdorferi* | Lyme-Borreliose |
| FSME-Virus | Frühsommermeningoenzephalitis |
| *Anaplasma phagocytophilum* | Humane granulozytäre Anaplasmose (HGA) |
| *Ehrlichia/Anaplasma chaffeensis* | Humane monozytäre Ehrlichiose (HME) |
| *Babesia divergensis/Babesia microti* | Babesiose |

dukte) oder **direkten Kontakt** mit infizierten Tieren verursacht (Hautverletzungen, Konjunktiven). Die Erreger werden von Makrophagen aufgenommen, in Lymphknoten transportiert, gelangen über Lymphe ins Blut und hämatogen in makrophagenreiche Organe: Milz, Leber, Knochenmark. In den Organen entstehen multiple Granulome.
**Inkubationszeit:** 5 bis 60 Tage.

### Klinik
▶ **subklinischer Verlauf:** bis zu 80 % aller Infektionen
▶ **akuter/subakuter Verlauf:** Fieber, Übelkeit, Müdigkeit, Kopfschmerzen, Nachtschweiß; undulierendes Fieber mit fieberfreien Intervallen; Lymphknoten-, Milzschwellung
▶ **chronische Brucellose:** bei 5 % nach Abklingen der akuten Symptome chronischer Verlauf oder Rückfälle. Unspezifische Symptome: Müdigkeit, Leistungsminderung
▶ **lokalisierte Infektionen:** persistierende Infektionsherde in Knochen, (Spondylitis, Sakroiliitis), Leber, Milz, Gelenken; selten Lunge, Hoden, Galle, Meningitis. Letalität unbehandelt < 2 %

### Diagnose
▶ Nachweis spezifischer Antikörper im Serum
▶ kultureller Erregernachweis (Dauer 2 Tage–4 Wochen) in Blut, Knochenmark, Urin
▶ PCR

### Therapie
Rifampicin + Doxycyclin für 6–12 Wochen. Bei Kontraindikation von Doxycyclin: Rifampicin + Cotrimoxazol.

## Echinokokkose
**Erreger:**
▶ *Echinococcus granulosus* (Hundebandwurm; Endwirt sind Hund oder Katze, Zwischenwirte Rind, Schafe): zystische Echinokokkose
▶ *Echinococcus multilocularis* (Fuchsbandwurm; Endwirt Fuchs [selten Hund, Katze], Zwischenwirte Nager): alveoläre Echinokokkose

Der Mensch fungiert als Fehlwirt. Nach Aufnahme von Eiern durch Zwischenwirte erfolgt die Entwicklung von Larven in den Zielorganen, die von Endwirten gefressen werden. Im Darm der Endwirte entwickeln sich dann die adulten Würmer. Der Mensch infiziert sich durch **orale Aufnahme** von Eiern, die Endwirte mit dem Stuhl ausscheiden, z. B. durch Schmierinfek-

tion, bei *E. multilocularis* auch durch den Verzehr von kontaminierten Waldfrüchten. Im Darm schlüpfen Larven, die über Blut/Lymphe in die Zielorgane gelangen, wo larvenhaltige Zysten entstehen, z. B. in Leber (50–70 %), Lunge (20–30 %), selten ZNS, Niere, Milz. Bei *E. granulosus* erfolgt das Zystenwachstum durch Verdrängung von Gewebe, bei E. multilocularis wachsen die Zysten gewebeinvasiv.

### Klinik
Symptome treten erst nach Jahren oder Jahrzehnten auf und sind abhängig von der Lokalisation der sehr langsam wachsenden Zysten. Bei Leberzysten z. B. Oberbauchschmerzen, Übelkeit, evtl. Ikterus, bei Lungenzysten z. B. Husten, Hämoptoe. Bei Ruptur der Zysten besteht die Gefahr eines anaphylaktischen Schocks.
Die Letalität beträgt bei unbehandelter Echinokokkose beim Hundebandwurm 2–4 %, beim Fuchsbandwurm bis 90 %.

### Diagnose
▶ Nachweis spezifischer Antikörper im Serum
▶ bildgebende Verfahren: CT, MRT

### Therapie
▶ nach Möglichkeit operative Entfernung der Zysten.
▶ Alternative: PAIR-Technik (Punktion, Aspiration, Injektion von Mitteln, die *Echinococcus* abtöten z. B. Äthanol, Re-Aspiration).
▶ Albendazol (Mebendazol) bei zystischer Echinokokkose für 3 bis 6 Monate, bei alveolärer Echinokokkose für 2 Jahre.

### Prophylaxe
Hygiene beim Umgang mit Exkrementen von Hund und Katze. Kein Verzehr von ungewaschenen Waldfrüchten in Endemiegebieten. Behandlung infizierter Endwirte mit Praziquantel.

> Infektionen mit dem Fuchsbandwurm haben unbehandelt eine schlechte Prognose aufgrund des infiltrativen Zystenwachstums.

## Ehrlichiose/Anaplasmose
Die humane granulozytäre Anaplasmose (HGA), früher als humane granulozytäre Ehrlichiose bekannt, wird verursacht durch *Anaplasma phagocytophilum* (ehemals *Ehrlichia phagocytophilum*: gramnegative Bakterien aus der Familie der Rickettsien). Die Erreger werden durch Zeckenstich übertragen. In Deutschland sind bisher nur wenige

Fälle bekannt, die Durchseuchungsrate bei Zecken (*Ixodes ricinus*) beträgt jedoch in Süddeutschland bis 4 %, in den Niederlanden bis 16 %. Antikörper gegen den Erreger finden sich bei Personen, die zu den Risikogruppen gehören (Waldarbeiter), bei bis zu 18 %. Nach Inokulation breiten sich die Erreger hämatogen in die retikuloendothelialen Organe aus und befallen Phagozyten. *Ehrlichia/Anaplasma chaffeensis,* das die humane monozytäre Ehrlichiose (HME) verursacht, kommt in den USA vor.

### Klinik
HGA: Viele Fälle verlaufen asymptomatisch. Bei symptomatischem Verlauf: hohes Fieber, Kopf- und Muskelschmerzen, Arthralgien; evtl. Leukozytopenie, Thrombozytopenie, Anämie. Anstieg von Transaminasen, alkalischer Phosphatase, Bilirubin im Serum.

### Diagnose
▶ Erregernachweis (PCR)
▶ Nachweis spezifischer Antikörper

### Therapie
Tetracyclin; Rifampicin.

## Hanta-Virus-Infektionen
In Deutschland treten jährlich bis zu 2.000 Fälle auf.
**Erreger** sind Hanta-Viren (verschiedene Virustypen):
▶ Deutschland: Puumalavirus (98 %), Dobravavirus
▶ Südostasien, Russland: Hantaan-Virus
▶ Amerika: Neuwelt-Hanta-Viren

Die Infektion erfolgt durch Kontakt mit den Ausscheidungen asymptomatisch infizierter Nager (Mäuse, Ratten, bei Puumala-Virus: Rötelmaus), z. B. durch Inhalation erregerhaltiger Aerosole (Staub), Kontakt mit verletzter Haut, Bisse.
**Inkubationszeit:** 2 bis 4 (8) Wochen.

### Klinik
Abhängig von Virustyp.
▶ **Europa:**
▶ **HFRS** (hämorrhagisches Fieber mit renalem Syndrom): Fieber, grippale Symptome, Kopfschmerzen, Myalgien, Proteinurie, Hämaturie, Kreatininanstieg, Thrombozytopenie, Oligurie bzw. Polyurie, Hypotension, evtl. Sehstörungen, kunjunktivale Einblutungen, Petechien der Haut
▶ milde Form: **Nephropathia epidemica** (ohne Hämorrhagien, Hypotension)
▶ **Amerika:** Neuwelt-Hanta-Viren verursachen **HCPS** = Hanta-Virus-induziertes kar-

diopulmonales Syndrom (mit Husten, Dyspnoe, pulmonalem Ödem, ARDS)

### Komplikationen
Vereinzelt extrarenale Manifestationen: Begleithepatitis, ZNS-Beteiligung, Myokarditis.
Letalität HFRS 5–15 %, Nephropathia epidemica <1 %. HCPS 40–50 %.

### Diagnose
Nachweis spezifischer Antikörper.

### Therapie
Symptomatisch. In einzelnen Fällen erwies sich die frühzeitige Gabe von Ribavirin als erfolgreich.

### Prophylaxe
Kein Impfstoff. Kontakte mit Ausscheidungen von Nagern vermeiden.

## Katzenkratzkrankheit
Die **Erreger** *Bartonella henselae* (pleomorphe gramnegative Stäbchen), werden durch **Katzenkratzer oder -bisse** übertragen. Über 10 % der Katzen machen monatelange Bakteriämien mit den Erregern durch, ohne zu erkranken. Katzen übertragen den Erreger untereinander (evtl. auch auf Menschen) durch Katzenflöhe.
**Inkubationszeit:** 3 bis 10 Tage.

### Klinik
Zunächst rot-braune Papeln an der Eintrittspforte, die nach einigen Tagen abheilen. Einige Wochen später lokale Lymphknotenschwellung im Abflussgebiet der Primärläsion, die monatelang anhält.

### Komplikationen
Fistelbildung; selten Endokarditis; bei **Immundefizienz** Generalisierung möglich (**bazilläre Angiomatose** bei HIV).

### Diagnose
▶ Nachweis spezifischer AK im Serum
▶ Erregernachweis in Gewebe z. B. Lymphknoten (PCR)

### Therapie
Spontanheilung auch ohne Antibiotika. Azithromycin (5 Tage) oder andere Makrolide, Chinolone (für 7–14 Tage) kürzen den Krankheitsverlauf ab. Evtl. Lymphknotenextirpation zur differenzialdiagnostischen Abklärung.

### Prophylaxe
Katzen vor Katzenflöhen schützen, Kratzer und Bisse vermeiden.

## Leptospirose
**Erreger** ist *Leptospira interrogans* (Spirochäten), am häufigsten die Serovare *icterohaemorrhagiae* und *pomona*.
**Morbus Weil:** *L. interrogans* Serovar *icterohaemorrhagiae* (Reservoir Ratten).
Reservoir sind **infizierte Nagetiere** (seltener Hund, Rind, Schwein), die die Erreger mit dem Urin ausscheiden. In Gewässern überleben die Erreger bis zu 7 Wochen. Der Mensch infiziert sich über erregerhaltigen Urin, meist über kontaminiertes Wasser. Eintrittsporten für die Erreger sind Mikroläsionen von Haut, Schleimhäuten (Verschlucken von Wasser), Konjunktiven. Über die Blutbahn gelangen die Erreger in verschiedene Organe: Leber, Niere, Lunge, Liquor. Symptome treten, immunologisch bedingt, erst mit der Antikörperantwort auf. Besonders gefährdet sind z. B. Kanalarbeiter.
**Inkubationszeit:** 7 bis 13 Tage.

### Klinik
Die Symptome reichen von subklinischen Verläufen bis hin zu Multiorganversagen. Meist biphasischer Verlauf:
▶ **1. Phase:** Fieber, Kopfschmerzen, Muskelschmerzen, grippale Symptome; klingt nach 3–8 Tagen ab.
▶ **2. Phase:** erneut Fieber, Myalgien, Bulbärschmerzen, Exanthem; **ikterischer Verlauf = Morbus Weil** (durch intrahepatische Cholestase, hohes Bilirubin!) mit akutem Nierenversagen, thrombozytopenisch bedingten Hämorrhagien (bis zu 50 %). Bei Lungenbeteiligung Husten, Dyspnoe, Hämoptyse; evtl. Myokarditis. Nach Wochen kann eine vordere Uveitis (3 %) auftreten.

### Diagnose
▶ Nachweis spezifischer Antikörper im Serum
▶ Erregernachweis durch PCR
▶ evtl. mikroskopischer Nachweis der Erreger (Dunkelfeldmikroskopie) in Blut, Liquor (1. Krankheitswoche), Urin (2. Krankheitswoche)

### Therapie
Penicillin G; Doxycyclin; Ceftriaxon.

### Prophylaxe
Bekämpfung von Nagern. Kontakt mit Nager-Urin oder damit kontaminierten Gewässern vermeiden.
Meldepflicht ▶ Tab. 26.3.

## Listeriose
In Deutschland treten ca. 250 Fälle pro Jahr auf, die Mehrheit der betroffenen Personen ist über 60 Jahre alt.

Die **Erreger,** *L. monocytogenes* (grampositive Stäbchenbakterien), kommen in Erde, auf Pflanzen, bei Tieren vor. Die Infektion erfolgt über Lebensmittel (tierische Produkte, Rohmilch, Käse, Salate). Die Erreger vermehren sich auch bei Kühlschranktemperatur. Sie überleben die Magenpassage und werden im Dünndarm durch Internalisierung von den Epithelzellen aufgenommen. Mittels Listeriolysin befreien sie sich aus dem Phagosom und gelangen in das Zytoplasma. Sie binden zelleigenes Aktin und gelangen durch Transzytose in die Nachbarzelle. Durch ihre Ausbreitung direkt von einer Zelle zur anderen entkommen sie der humoralen Immunität. Ihre intrazelluläre Vernichtung wird von der zellulären Immunität gesteuert. Daher sind insbesondere Patienten mit **mangelhafter zellulärer Immunität** gefährdet (z. B. alte Patienten, Neugeborene, Alkoholiker, unter Kortisontherapie, Organtransplantierte, HIV-Patienten). Die Infektion während der **Schwangerschaft** kann zur prä- oder perinatalen Listeriose des Kindes führen.
**Inkubationszeit:** 3 bis 70 Tage.

### Klinik
Trotz häufigem Kontakt mit Listerien erkranken nur wenige. Die meisten Infektionen verlaufen **subklinisch,** manchmal in Form von grippalen Symptomen mit Fieber, Muskelschmerzen, Durchfall. Bei **Immundefizienz** besteht die Gefahr der septischen Streuung und von Meningoenzephalitis (meist subakuter Verlauf; ▶ Kap. 7).
**Konnatale Listeriose:** Bei Infektion während der Schwangerschaft besteht die Gefahr der transplazentaren Infektion des Fetus mit der Folge von Abort oder Geburt eines infizierten Kindes mit multiplen Granulomen (**Granulomatosis infantiseptica**). Werden die Erreger perinatal erworben, erkranken die Neugeborenen oft an einer **Meningitis.**

### Diagnose
Erregernachweis in Liquor, Blut, Eiter, Fruchtwasser, Vaginalabstrichen, Neugeborenen-Abstrichen.

### Therapie
Ampicillin (3 bis 6 Wochen + Gentamicin 2 Wochen). Alternativ Cotrimoxazol. (Bei Listerien sind die üblicherweise bei V. a. bakterielle Meningitis zur Initialtherapie verwendeten Cephalosporine unwirksam. Bei Risikopatienten für Listerien [Neugeborene bis 3 Monate, Patienten > 60 Jahre, Immundefizienz] sollte bei V. a. Meningitis zusätzlich zu Ceftriaxon Ampicillin verabreicht werden.)

**Prophylaxe**
Risikopatienten und Schwangere sollten Rohmilchprodukte, rohes Fleisch, vorgefertigte vakuumverpackte Blattsalate meiden. Meldepflicht ▶ Tab. 26.3.

> Infektionen mit Listerien sind nur gefährlich für Patienten mit mangelhafter Immunität und während der Schwangerschaft (konnatale Listeriose).

## Ornithose (Psittakose, Papageienkrankheit)

Die **Erreger**, *Chlamydia psittaci* (intrazellulär überlebensfähige Bakterien), kommen bei Vögeln vor. Die Übertragung auf den Menschen erfolgt durch Inhalation von erregerhaltigem Staub.
**Inkubationszeit:** 7 bis 21 Tage.

**Klinik**
Interstitielle (atypische) Pneumonie mit Fieber, Kopfschmerzen Myalgien, trockenem Husten, Dyspnoe. Selten Beteiligung anderer Organe z. B. ZNS, Leber, Herz.

**Diagnose**
▶ Anamnese: Vogelkontakt!
▶ Nachweis spezifischer Antikörper
▶ Erregernachweis (PCR) in respiratorischen Sekreten

**Therapie**
Doxycylin; Makrolid.

## Q-Fieber

In Deutschland gibt es pro Jahr 200 bis 500 Fälle, vorwiegend als Kleinraum-Epidemien, ausgehend von infizierten Tieren, am häufigsten Schafherden, die in der Nähe von Wohngebieten weiden.
Der **Erreger** ist *Coxiella burnetii* (obligat intrazelluläre gramnegative Stäbchenbakterien, die in der Umwelt lange überleben). Reservoir von *C. burnetii* sind infizierte Weidetiere (Schafe, Rinder, Ziegen), auf die der Erreger durch Zecken übertragen wird. Die **Übertragung** auf Menschen erfolgt durch Inhalation von erregerhaltigem Staub oder direkten Kontakt zu infizierten Tieren, die meist nur subklinisch erkranken. Sie scheiden die Erreger mit Geburtssekreten, Urin, Stuhl, Milch aus.
**Inkubationszeit:** 1 bis 3 Wochen.

**Klinik**
Die Hälfte der Infektionen verläuft asymptomatisch.

**Akutes Q-Fieber:** Fieber, Muskel-, Kopfschmerzen. Interstitielle Pneumonie; evtl. Hepatitis; selten Myo- oder Perikarditis oder Meningoenzephalitis. Bei Schwangerschaft besonders im 1. Trimenon Gefahr von Abort.
**Chronisches Q-Fieber:** ca. 1 % der Patienten entwickelt eine chronische Infektion, die sich am häufigsten als Endokarditis manifestiert, seltener als Hepatitis, Arthritis, Meningoenzephalitis.

**Diagnose**
Nachweis spezifischer Antikörper (gegen Phase-I- und Phase-II-Antigen). Bei der akuten Infektion werden vorwiegend Antikörper gegen Phase-II-Antigen produziert; Phase-I-Antikörper in hohen Titern Wochen oder Monate nach der Erkrankung können auf eine chronische Infektion hinweisen.

**Therapie**
▶ bei akutem Q-Fieber Doxycyclin für 3 Wochen
▶ bei Meningoenzephalitis alternativ Chinolone
▶ bei chronischer Infektion für mindestens 1 Jahr Doxycyclin + Chinolon oder Rifampicin oder Hydroxychloroquin (zur Alkalisierung des Phagolysosoms)

## Tollwut (Rabies)

Weltweit erkranken ca. 30.000 Menschen jährlich, die Mehrheit in Asien, Osteuropa. Deutschland gilt als tollwutfrei. Es treten nur sehr selten importierte Fälle auf (z. B. 2004 aus Indien, 2005 drei iatrogene Fälle nach Organtransplantation; der Spender war in Indien).
Das Wirtsspektrum des Erregers (**Rabiesvirus**), umfasst viele Tiere (von Rind bis Fledermaus). Das Virus wird mit dem Speichel ausgeschieden. Die **Übertragung** auf den Menschen erfolgt meist durch Bisse, Kontakt mit Hautverletzungen oder über Schleimhäute. An der Eintrittsstelle vermehrt sich das Virus im Gewebe (ca. 3 Tage), wandert mit einer Geschwindigkeit von 1–3 mm/h entlang der Nervenbahnen in das ZNS, wo es sich wieder vermehrt. Nach einigen Vermehrungszyklen treten Enzephalitis-Symptome auf. Zentrifugal gelangen die Erreger in die Speicheldrüsen, wo eine starke Vermehrung stattfindet. Erkrankte Tiere zeigen Verhaltensstörungen, Schluckstörungen, Sabbern.
Die Infektion von Tier und Mensch verläuft manifest und endet immer tödlich.

**Inkubationszeit:** 1 bis 3 Monate (je nach Entfernung der Eintrittspforte vom ZNS auch 3 Tage bis 1 Jahr).

**Klinik**
Verlauf in 3 Stadien:
▶ **Prodromalstadium:** Hyperästhesien an der Eintrittsstelle, Brennen, Jucken, Kopfschmerzen, Übelkeit, evtl. Fieber
▶ **Exzitationsstadium:** motorische Unruhe, Angstzustände, Muskelkrämpfe, Schluckstörungen (Speichel fließt aus dem Mund), aggressive und depressive Zustände wechseln ab, Benommenheit. Wasserscheu: der Anblick von Flüssigkeit löst Muskelkrämpfe aus; Photophobie, Geräuschempfindlichkeit
▶ **paralytisches Stadium (stille Wut):** Endstadium mit Paresen, Koma, Tod innerhalb von 7 Tagen

**Diagnose**
Erregernachweis mittels PCR oder Fluoreszenztest aus Hautbiopsien, Speichel, Korneaabstrich. Post mortem: Erregernachweis aus Gehirngewebe, Nachweis von Negri-Körperchen (zytoplasmatische Einschlüsse) im ZNS.

**Therapie**
Keine kausale Therapie.

**Prophylaxe**
▶ aktive Immunisierung für Risikopersonen (Waldarbeiter, Jäger, evtl. Reisende in Endemiegebiete)
▶ **Bei Kontakt mit tollwutverdächtigem Tier:** Durch die intakte Haut kann das Virus nicht eindringen (Streicheln, Belecken intakter Haut durch Hunde). Am gefährlichsten sind Bisse:
▶ Wunde mit Seife, Detergenzien reinigen
▶ Simultanimpfung durchführen: Möglichst rasch Umspritzen der Wunde mit der Hälfte einer Dosis spezifisches Antiserum (um die Ausbreitung des Virus zu verhindern). Die andere Hälfte i. m. injizieren
▶ Simultan aktive Immunisierung mit Tollwutimpfstoff durchführen (an anderer Stelle!), aktive Immunisierung nach Angaben des Herstellers wiederholen
▶ Impfen von Haus- und Wildtieren

Meldepflicht ▶ Tab. 26.3

> Bei Kontakt mit tollwutverdächtigen Tieren Tollwutberatungsstelle konsultieren.

## Toxoplasmose

In Deutschland nimmt die Durchseuchung der Bevölkerung mit jedem Lebensjahrzehnt um ca. 10 % zu und erreicht im Alter von 60–65 Jahren ca. 70 %.

Die Infektion mit *Toxoplasma gondii* (Protozoen) erfolgt durch Verzehr von rohem oder ungenügend erhitztem zystenhaltigem Fleisch oder durch orale Aufnahme von Oozysten aus Katzenkot.

Vom Darm gelangen die Erreger lymphogen und hämatogen in andere Organe. Sie vermehren sich in den Wirtszellen, führen zum Platzen der Zellen und befallen die Nachbarzellen. Es entstehen fokale Nekrosen, vorwiegend in Gehirn, Retina und Muskulatur. Unter dem Einfluss des Immunsystems entstehen Zysten, die zahlreiche Erreger enthalten. Sie stellen Dauerstadien dar, die viele Jahre persistieren. Bei **Immundefizienz** besteht die Gefahr der **Reaktivierung.** Bei Erstinfektion während der **Schwangerschaft** können die Erreger **transplazentar** übertragen werden.
**Inkubationszeit:** 2 bis 3 Wochen.

### Klinik

Bei immunkompetenten Personen verläuft die Infektion in der Regel asymptomatisch. Nur selten treten grippale Symptome und Lymphknotenschwellungen auf (vorwiegend am Kopf, Hals).

Bei **immundefizienten Patienten** kann die primäre Infektion zu einer interstitiellen Pneumonie und Beteiligung anderer Organe führen. Häufiger sind bei diesen Patienten **Reaktivierungen latenter Infektionen** (zerebrale Toxoplasmose bei AIDS, Transplantation).

**Konnatale Toxoplasmose:** Bei Erstinfektion der Frau während der Schwangerschaft können die Erreger auf den Fetus übertreten. Die Folgen hängen von der Phase der Schwangerschaft ab. Mit der Dauer der Schwangerschaft nimmt die Wahrscheinlichkeit der diaplazentaren Übertragung zu, aber die Schwere kindlicher Schäden ab. Im 1. Trimenon werden ca. 15 % der Feten infiziert, oft mit schweren Schäden (Hydrozephalus, intrazerebrale Verkalkungen, Reti-

nochorioiditis) oder Abort. Im 2. oder 3. Trimenon infizierte Kinder (Infektionswahrscheinlichkeit bis 60 %) werden meist asymptomatisch geboren. Spätschäden, z. B. Retinochorioiditis, können sich oft erst nach Monaten oder Jahren manifestieren.

### Diagnose

▶ Nachweis spezifischer Antikörper. Bei Schwangeren kann eine Immunität angenommen werden bei positivem IgG-Titer und negativem IgM. Positive IgM-Titer bei Schwangeren bedürfen der Abklärung. Der Nachweis von IgM-Antikörpern bei Neugeborenen spricht für eine perinatale Infektion.
▶ Erregernachweis mittels PCR, z. B. aus Fruchtwasser, Nabelschnurblut, Liquor.

### Therapie

Die unkomplizierte Toxoplasmose bei immunkompetenten Erwachsenen bedarf keiner Therapie. Eine **Indikation** zur Therapie besteht bei pränataler Toxoplasmose des Neugeborenen, okulärer Toxoplasmose und aktiver Toxoplasmose bei Immunsuppression.
**Chorioretinitis, Enzephalitis:** Sulfadiazin + Pyrimethamin (+ Folinsäure wegen Hämatopoesestörungen). Alternativ: Clindamycin.
Bei Erstinfektion während der **Schwangerschaft:** bis zur 26. Woche Spiramycin, danach Pyrimethamin + Sulfadiazin (+ Folinsäure). Bei Schäden des Fetus bis zum Ende der Schwangerschaft Fortsetzung der Therapie in 4-wöchigem Wechsel mit therapiefreien Intervallen oder mit Clindamycin.

### Prophylaxe

Schwangere und Immunsupprimierte sollen nur ausreichend erhitztes Fleisch verzehren. Vorsicht bei Reinigung von Katzentoiletten. Meldepflicht bei konnatalen Infektionen ▶ Tab. 26.3.

## Trichinellose

Die **Erreger,** vorwiegend *Trichinella spiralis,* sind Fadenwürmer, deren natürliches Reservoir infizierte Haus- oder Wildschweine, auch Füchse oder Bären sind. Der Mensch infiziert sich durch den Verzehr von rohem oder ungenügend erhitztem Schweinefleisch bzw. daraus hergestellten Produkten (Mett, Schinken, Rohwurst). In Deutschland sind Trichinen wegen der strengen Fleischbeschau bei Hausschwein-Schlachtungen selten. Vor trichinenhaltigen Wildschwein-Produkten wird hin und wieder gewarnt (März 2013 in Ostdeutschland). Trichinellose-Fälle beim Menschen treten meist als importierte Erkrankungen nach Reisen in Länder mit verbreitetem Trichinen-Vorkommen auf. Weltweit schätzt man die Zahl der Infizierten auf ca. 10 Mio.
**Inkubationszeit:** 1 bis 4 Wochen.

### Klinik

Zunächst **enterale Phase** (Larven und Würmer induzieren im Dünndarmepithel eine Entzündungsreaktion): abdominelle Schmerzen, Übelkeit, Erbrechen, Fieber, Durchfall (Dauer 1 Woche). Anschließend **extraintestinale Phase:** Fieber, Muskelschmerzen, Ödeme. Je nach Organbefall evtl. Myokarditis, Neurotrichinellose u. a.

### Diagnose

▶ Nachweis spezifischer Antikörper
▶ Nachweis von Trichinen im Muskelbiopsiematerial

### Therapie

Mebendazol; Albendazol; Thiabendazol

### Prophylaxe

Vorsicht beim Verzehr von rohem oder ungenügend erhitztem Wildfleisch.
Meldepflicht ▶ Tab. 26.3.

---

▶ Die Erreger von Zoonosen werden direkt oder indirekt vom Tier auf den Menschen übertragen.
▶ Lyme-Borreliose ist die häufigste durch Zecken übertragene Infektion in Europa. Nicht jeder Biss einer infizierten Zecke führt jedoch zur Infektion. Die Erkrankung verläuft in Stadien. Typische Manifestation in Stadium I ist das Erythema migrans. Stadium II tritt nach Wochen oder Monaten auf (Neuroborreliose, Arthritis, Karditis), Stadium III nach Monaten bis Jahren (Spätmanifestation).
▶ Listeriose: bei Immundefizienz besteht die Gefahr einer Meningoenzephalitis, bei Infektion während der Schwangerschaft kann das Kind mit einer konnatalen Listeriose geboren werden.
▶ Toxoplasmose: nur gefährlich bei Erstinfektion während der Schwangerschaft oder bei Immundefizienz.

**ZUSAMMENFASSUNG** ◀

## Masern

**Erreger** ist das hochkontagiöse Masern-Virus, das durch Tröpfcheninfektion übertragen wird. Eintrittspforte ist der Respirationstrakt. Die Virus-Vermehrung findet in den regionalen Lymphknoten statt (Virämie). Typischerweise tritt eine Lymphopenie mit passagerer Abwehrschwäche auf. **Inkubationszeit:** 10 bis 14 Tage. Virusausscheidung bei Infizierten 5 Tage vor bis 4 Tage nach Beginn des Exanthems.

### Klinik

**Prodromalstadium** mit hohem Fieber, Schnupfen, trockener Husten, Konjunktivitis, Lichtscheu. Ab 12. Tag **Enanthem** der Wangenschleimhaut mit Koplik-Flecken (Epithelnekrosen). Nach 1–2 Tagen Rückgang von Fieber und katarrhalischen Symptomen. Anschließend **Exanthem** mit grobfleckigen makulopapulösen Effloreszenzen, die hinter dem Ohr, im Gesicht beginnen und sich über den ganzen Körper ausbreiten (▶ Abb. 21.1, ▶ Tab. 21.1).

### Komplikationen

▶ Bei ca. 20 % Pneumonie, Otitis media.
▶ **Enzephalomyelitis** (1 : 1.000) im Anschluss an Exanthem. Letalität 15 %: oft Dauerschäden (Persönlichkeitsveränderungen, Lähmungen).
▶ **subakute sklerosierende Panenzephalitis** (SSPE) durch Viruspersistenz im ZNS:

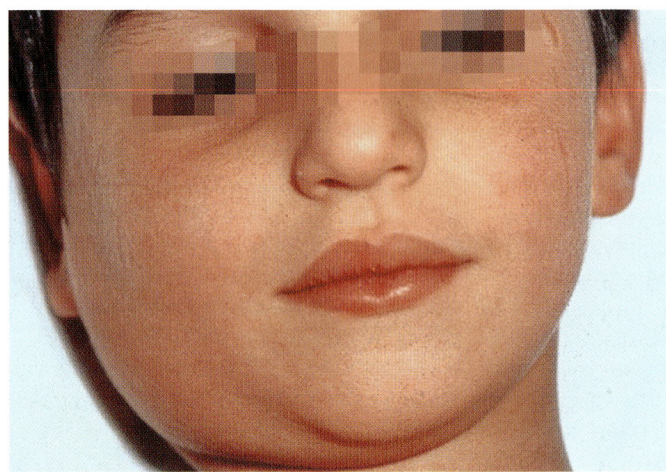

**Abb. 21.2:** Parotitis bei Mumps. [M350]

sehr selten (< 1 %), 5–10 Jahre nach Masern-infektion, immer tödlich

### Diagnose

Nachweis spezifischer IgM-Antikörper.

### Therapie

Keine spezifische Therapie.

### Prophylaxe

Impfung (meist als Kombination Masern-Mumps-Röteln) ▶ Tab. 26.1.

## Mumps (Parotitis epidemica, Ziegenpeter)

Die Erkrankung ist in Deutschland durch die Impfung rückläufig. **Erreger** ist das Mumps-Virus, das durch Tröpfcheninfektion übertragen wird. Nach der Virus-Vermehrung in den Epithelzellen des Nasopharynx unter Beteiligung regionaler Lymphknoten erfolgt die **hämatogene Streuung** in sekretorische Drüsen (Parotis, Pankreas, Schilddrüse), in das ZNS und in den Urogenitaltrakt (Hoden, Nieren, Ovarien). **Inkubationszeit:** 18 bis 21 Tage. Virusausscheidung im Speichel 7 Tage vor bis 9 Tage nach Erkrankung.

### Klinik

30–50 % der Infektionen verlaufen asymptomatisch.
Symptomatischer Verlauf: **Prodromalstadium** mit Fieber, Kopfschmerzen, meist einseitige **Parotitis** (▶ Abb. 21.2). Andere Speicheldrüsen und das Pankreas können mitbetroffen sein.

### Komplikationen

Bei Erwachsenen 25–30 % Epididymitis, Orchitis. Selten Nephritis, Thyreoiditis, Adnexitis, Myokarditis, Chorioretinitis. Pleozytose im Liquor. Bei 1–10 % klinisch mani-

feste Meningitis mit der Gefahr bleibender einseitiger Taubheit (selten).

### Diagnose

▶ Klinik
▶ Nachweis spezifischer IgM-Antikörper
▶ Erregernachweis durch PCR in Speichel, Rachenabstrich, Liquor, Urin

### Therapie

Keine spezifische Therapie.

### Prophylaxe

Impfung (Kombination mit Masern, Röteln) ▶ Tab. 26.1.
Meldepflicht ▶ Tab. 26.3.

> Bei Mumps-Infektion nach der Pubertät besteht bei männlichen Patienten das Risiko von Orditis/Epididymitis (25–30 %), das zu Hodenatrophie und Sterilität führen kann.

## Röteln

Durch die Impfung sind Röteln in Deutschland selten. Die Infektion ist im Kindesalter relativ harmlos; die Infektion nichtimmuner Schwangerer ist gefährlich wegen der Gefahr der Rötelnembryopathie mit Fehlbildungen beim Fetus.
Konnatale Röteln: je früher in der Schwangerschaft eine Röteln-Infektion erfolgt, umso größer ist das Risiko von Rötelnembryopathie (1. Trimenon bis 30 %). Die Organfehlbildungen betreffen Herz, Augen, Ohr und ZNS (Gregg-Trias; ▶ Tab. 21.2). **Erreger** ist das Rubella-Virus. Die Übertragung erfolgt durch Nasopharyngealsekret. Eintrittspforte ist der Nasen-Rachen-Raum. Die Vermehrung erfolgt in den dortigen Schleimhautzellen und Lymphknoten. Virämie mit Befall diverser Organe und der

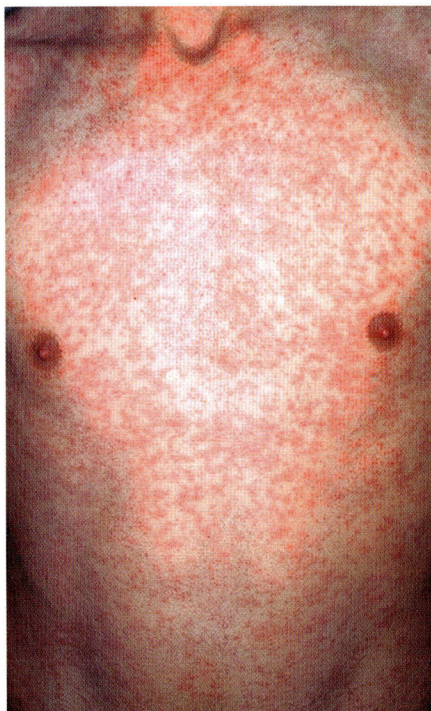

**Abb. 21.1:** Exanthem bei Masern. [M123]

Plazenta in der Schwangerschaft. Nach Infektion besteht eine lebenslange Immunität. **Inkubationszeit:** 10 bis 14 Tage. Virus-Ausscheidung im Nasopharyngealsekret 7 Tage vor bis 10–14 Tage nach Beginn des Exanthems (▶ Tab. 21.1).

**Klinik**
Bei Kindern bis zu 50 % asymptomatisch. Symptomatischer Verlauf: **Prodromalstadium** mit Kopfschmerzen, Rhinitis, Konjunktivitis. Das **Exanthem** (scharf begrenzte, nicht konfluierende Makulae), beginnt wie bei Masern hinter den Ohren und breitet sich auf den ganzen Körper aus. Lymphadenitis der retroaurikulären und nuchalen Lymphknoten.

**Komplikationen**
Selten Arthralgien, Myo-, Perikarditis, Autoimmunenzephalitis.

**Diagnose**
Nachweis spezifischer IgM-Antikörper.

**Prophylaxe**
Aktive Immunisierung von Mädchen vor der Pubertät. Durch die Impfung sind nur < 3 % der Schwangeren seronegativ.

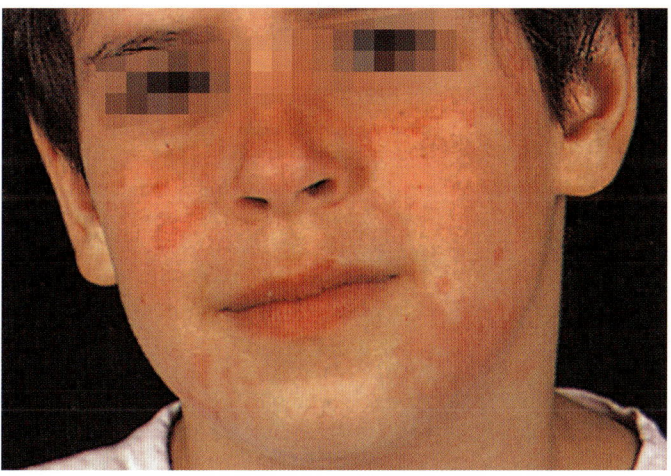

Meldepflicht ▶ Tab. 26.3.

> Typische Schädigungen bei Rötelnembryopathie (Gregg-Trias):
> ▶ Herzfehlbildungen
> ▶ Augenschäden (Katarakt, Retinopathie, Mikrophthalmus)
> ▶ Hörschäden (Innenohrschwerhörigkeit, Taubheit)

## Ringelröteln (Erythema infectiosum)
**Erreger:** Parvovirus B19. Die Übertragung erfolgt durch Tröpfcheninfektion, Blutkonserven oder intrauterin. Das Virus vermehrt sich in Erythroblasten und verursacht eine passagere Hemmung der Erythropoese für 7 bis 10 Tage.
**Inkubationszeit:** 1 bis 2 Wochen.

**Klinik**
Ein Drittel der Infektionen verläuft inapparent. Bei Kindern Fieber, Symptome wie bei grippalem Infekt, später schmetterlingsförmiges oder girlandenförmiges Exanthem im Gesicht und/oder an den Extremitäten (▶ Abb. 21.3).

**Abb. 21.3:** Ringelröteln (Ohrfeigengesicht). [M349]

**Komplikationen**
▶ evtl. Arthritis
▶ bei Immunschwäche persistierende Infektion
▶ bei Patienten mit Anämie evtl. aplastische Krise
▶ bei Erstinfektion während dem 2. und 3. Schwangerschaftstrimenon Gefahr von Hydrops fetalis, Fruchttod (▶ Tab. 21.2)

**Diagnose**
▶ Nachweis spezifischer Antikörper
▶ Erregernachweis (PCR)

**Therapie**
Keine spezifische Therapie.

**Prophylaxe**
Während der Schwangerschaft Exposition vermeiden.

## Exanthema subitum (Dreitagefieber)
**Erreger:** humanes Herpes-Virus 6 (HHV 6). Übertragung durch Tröpfcheninfektion oder Speichel. Bis zum Alter von 2 Jahren sind 95 % aller Kinder infiziert.
**Inkubationszeit:** 5 bis 15 Tage.

**Klinik**
Drei bis 5 Tage dauerndes Fieber mit Leukozytose. Anschließend für 3 Tage Exanthem, beginnend am Rücken, mit Leukopenie, Lymphozytose. Das Virus persistiert in T-Lymphozyten. Bei Immunsuppression, z. B. KMT, Reaktivierung möglich mit Pneumonie, Hepatitis, Chorioretinitis.

**Diagnose:**
▶ Nachweis spezifischer Antikörper
▶ Erregernachweis mittels PCR in Rachenspülwasser

**Therapie**
Keine spezifische Therapie.

**Tab. 21.1:** Kinderkrankheiten mit Exanthem.

| Erkrankung | Erreger | Exanthem (Morphologie, Verteilung) | Sonstige typische Symptome |
|---|---|---|---|
| Scharlach | Pyrogene Exotoxine produzierende β-hämolysierende Streptokokken | Kleinpapulös, sandpapierartig, betont in großen Beugen, Stamm, Gliedmaßen, Gesicht | Himbeerzunge Enanthem Periorale Blässe Lymphadenopathie |
| Masern | Masern-Virus | Konfluierende Erytheme. Gesicht, Beginn retroaurikulär, von Kopf über ganzen Körper ausbreitend | Koplik-Flecken Lymphadenopathie |
| Röteln | Rubella-Virus | Feinfleckig, makulopapulös. Gesicht, Rumpf, Extremitäten | Lymphadenopathie |
| Ringelröteln (Erythema infectiosum) | Parvovirus B19 | Girlandenförmiges Exanthem im Gesicht, Extremitäten | |
| Exanthema subitum (Dreitagefieber) | Humanes Herpes-Virus 6 (HHV 6) | Makulöses-makulopapulöses stammbetontes Exanthem | |
| Windpocken | Varizella-Zoster-Virus (VZV) | Makulopapulöses Exanthem, juckend, Rumpf, Kopf, Gliedmaßen | Palmar- und Plantarflächen bleiben frei |

**Tab. 21.2** Virale Infektionen in der Schwangerschaft mit Fruchtschädigung.

| Infektion | Erreger | Schäden beim Fetus |
|---|---|---|
| Ringelröteln | Parvovirus B19 | Hydrops fetalis, Fruchttod |
| Röteln | Rubella-Virus | Organfehlbildungen (Gregg-Trias): Schäden an Herz, Augen, Gehör, ZNS (besonders im 1./2. Trimenon) |
| Windpocken | VZV | Hautdefekte, Effloreszenzen, Chorioretinitis, Katarakt, Gliedmaßenhypoplasie |
| Zytomegalie | CMV | Embryopathien: zerebrale Schädigung, Chorioretinitis, Hörschäden, Fruchttod |

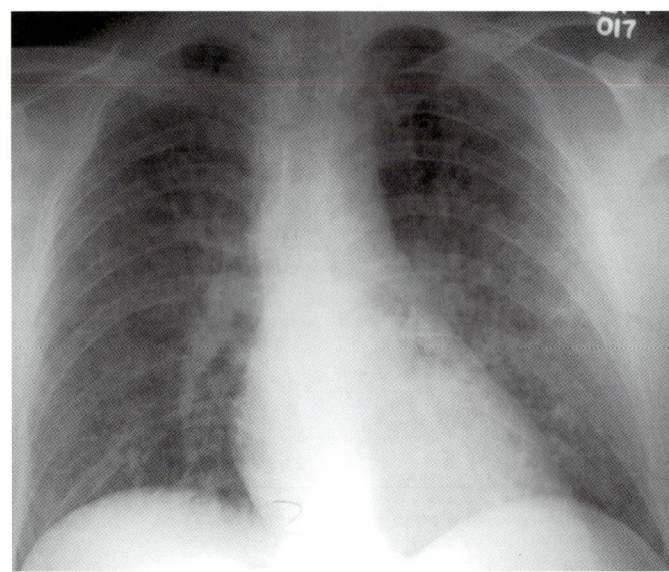

**Abb. 21.4:** Varizellen-Pneumonie [E393]

## Varizellen (Windpocken) und Herpes zoster

**Erreger:** Varizella-Zoster-Virus (VZV) = humanes Herpesvirus 3 (HHV 3). Übertragung durch Tröpfchen- oder Schmierinfektion. Hohe Kontagiosität. Eintrittspforten sind Nase, Rachen oder Konjunktiven. Durchseuchungsrate bei Erwachsenen 90 %. Das neurotrope Virus persistiert lebenslang in den Spinalganglien und kann bei Immunschwächung reaktivieren (Zoster).

### Klinik
**Windpocken** (= Primärinfektion mit VZV):
▶ **Inkubationszeit** 16 bis 21 Tage
▶ **Symptome:** grippale Symptome, evtl. Fieber, makulopapulöses Exanthem (stark juckend, an Rumpf, Kopf, Gliedmaßen; Plantar- und Palmarflächen ausgespart). Alle Effloreszenzstadien (Bläschen, Pusteln, Krusten) nebeneinander vorhanden. Enanthem.
▶ **Komplikationen** sind bakterielle Superinfektionen der Effloreszenzen, selten Pneumonie, Otitis, Nephritis, Meningoenzephalitis. Bei Immunsuppression besteht die Gefahr der Generalisierung (VZV-Pneumonie) (▶ Abb. 21.4).
▶ bei Erstinfektion in der **Schwangerschaft** Gefahr von Varizellen-Syndrom (geringes Geburtsgewicht, Effloreszenzen oder Hautdefekte, Katarakt, Chorioretinitis)

**Zoster (Gürtelrose)** (= Reaktivierung): Verschiedene Faktoren (Immunschwäche, Trauma) können eine Reaktivierung von VZV mit Effloreszenzen wie bei Windpocken, die aber auf das Dermatom des infizierten Nervs begrenzt sind, bewirken.
▶ Symptome: Effloreszenzen, begrenzt auf ein Dermatom, starke Schmerzen (▶ Abb. 21.5)
▶ Als **Komplikationen** können Fazialisparese, segmentale Myelitiden, Neuralgien und Lähmungen auftreten. Bei Befall des N. trigeminus → Zoster ophthalmicus (Augenbeteiligung). Bei starker Immunsuppression Gefahr der Generalisierung, VZV-Pneumonie.

### Diagnose
▶ Nachweis spezifischer Antikörper
▶ Virusnachweis (PCR) aus Bläschen, Liquor

### Therapie
Bei Zoster oder schweren VZV-Komplikationen: Aciclovir, Famciclovir, Valaciclovir, Foscarnet.

### Prophylaxe
▶ aktive Immunisierung (Lebendimpfstoff)
▶ postexpositionelle Prophylaxe mit VZV-Immunglobulin, z. B. bei nichtimmunen Schwangeren, Immunsupprimierten, Neugeborenen erkrankter Mütter

> Bei Windpocken kommen alle Effloreszenz-Stadien (Bläschen, Pusteln, Papeln, Krusten) gleichzeitig nebeneinander vor.

## Zytomegalie
**Erreger** ist das Zytomegalievirus (CMV) = humanes Herpes-Virus 5 (HHV 5), das über Speichel, Körperflüssigkeiten, Blut oder bei Organtransplantation übertragen wird. Nach Virusvermehrung in den Epithelzellen des Oropharynx erfolgt die hämatogene Ausbreitung durch Leukozyten in andere Organe. Das Virus hat eine lebenslange Persistenz, z. B. in Speicheldrüse, Niere. Bei Immunschwäche besteht die Gefahr der Reaktivierung. Die Seroprävalenz bei Erwachsenen beträgt 40–70 %. 90 % der Infektionen verlaufen asymptomatisch.

### Klinik
**Primärinfektion:** Verläuft meist asymptomatisch. Eventuell tritt nach einer Inkubationszeit von 2 bis 6 Wochen ein Mononukleose-ähnliches Bild mit Kopfschmerzen, Lymphknotenschwellung, Myalgien, Lymphozytose, evtl. Hepatitis auf. Selten Pneumonie, Vaskulitis, Chorioretinitis.
**Bei starker Immunsuppression** (Transplantation, AIDS) können schwere Organmanifestationen durch Primärinfektion

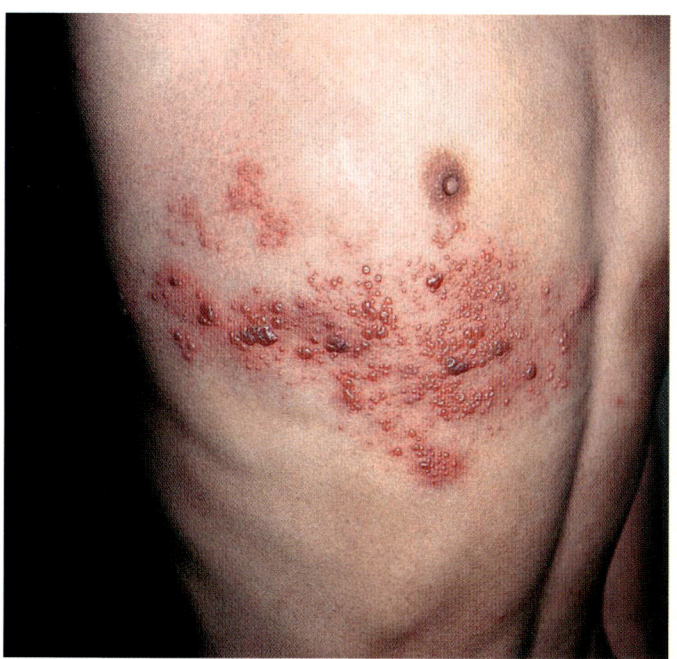

**Abb. 21.5:** Herpes zoster, thorakales Segment. [E935]

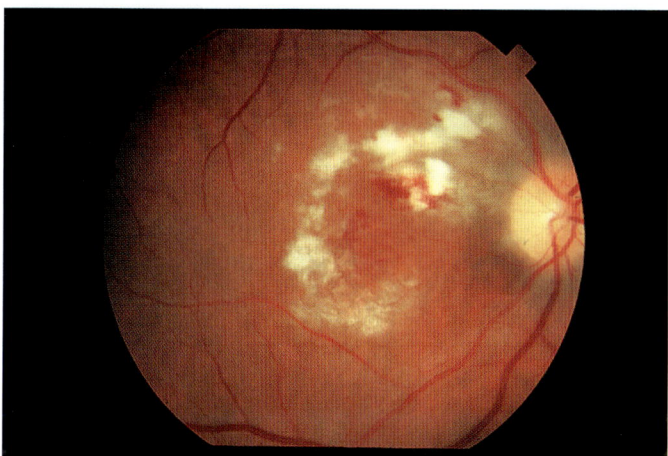

**Abb. 21.6:** Fulminante CMV-Retinitis. [E282]

oder Reaktivierung verursacht werden, z. B. Chorioretinitis, interstitielle Pneumonie, selten Enzephalitis, Gastroenteritis (▶ Tab. 21.6).

> Bei Transplantation von Organen oder Knochenmark von positiven Spendern auf seronegative Empfänger ist eine Übertragung des Virus auf den Organempfänger möglich!

Bei Primärinfektion während der **Schwangerschaft**: pränatale Infektion des Fetus mit der Gefahr von Embryopathien, z. B. zerebraler Schädigung, Chorioretinitis, Hörschäden oder Fruchttod (▶ Abb. 21.2).

**Diagnose**
▶ Nachweis spezifischer Antikörper
▶ Virusnachweis (PCR) in Liquor, Urin, Biopsien, Blut, respiratorischem Sekret

**Therapie**
Ganciclovir, Valganciclovir. Alternativ Cidofovir, Foscarnet.

---

▶ Durch Impfung sind Masern, Mumps und Röteln in Deutschland selten geworden.
▶ Bei Infektion von Schwangeren mit dem Röteln-Virus besteht die Gefahr einer Rötelnembryopathie mit Fehlbildungen beim Fetus (Gregg-Trias).
▶ Das Varizella-Zoster-Virus persistiert lebenslang in den Spinalganglien. Bei Immunschwächung kann es reaktivieren und Herpes zoster verursachen.
▶ Die Infektion mit dem Zytomegalievirus verläuft i. d. R. asymptomatisch. Die Durchseuchungsrate ist hoch. Bei starker Immunsuppression besteht die Gefahr von Organmanifestationen durch Primärinfektion oder Reaktivierung, z. B. Chorioretinitis, interstitielle Pneumonie.

**ZUSAMMENFASSUNG**

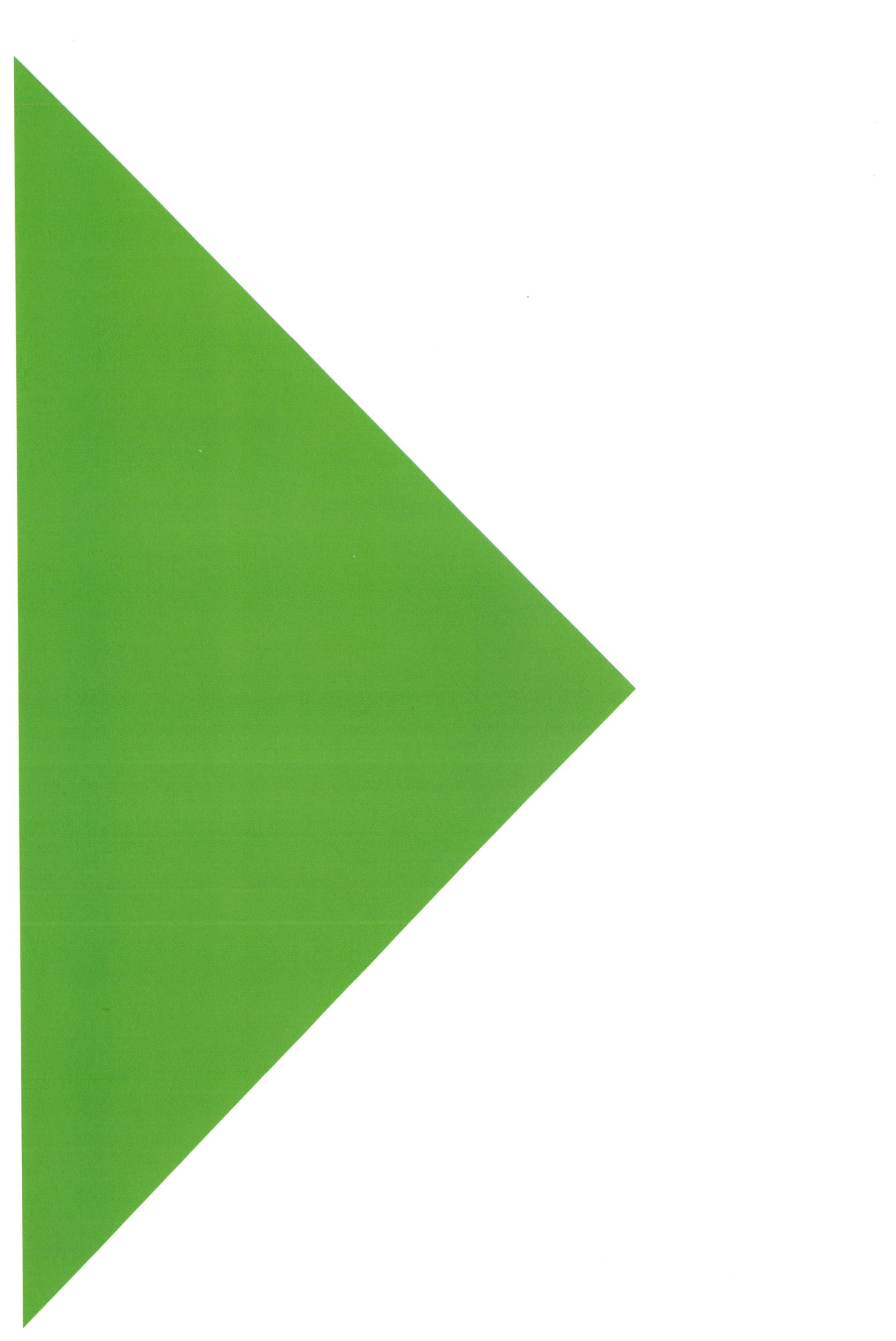

# Fallbeispiele

## FALLBESCHREIBUNG

Ein 16-jähriger Jugendlicher kommt im Januar zum Hausarzt mit Fieber zwischen 38,5 und 38,9 °C, Halsschmerzen, Schluckschmerzen, Kopfschmerzen, Müdigkeit, starkem Krankheitsgefühl, Husten, Muskel- und Gliederschmerzen, Appetitlosigkeit, Übelkeit. Bei der Untersuchung ist der Pharynx gerötet, auf den Tonsillen sind beidseitig graue Beläge sichtbar. Die Halslymphknoten sind beidseitig geschwollen.

### Welche Fragen zur Anamnese sind wichtig?

Krankheitsdauer, Vorerkrankungen, ähnliche Erkrankungen in der Umgebung, Impfstatus, Auslandsaufenthalt, Einnahme von Medikamenten.

### Welche Differenzialdiagnosen kommen infrage?

Bakterielle oder virale Pharyngitis, z. B. Streptokokken-Angina, Pfeiffer-Drüsenfieber (Infektiöse Mononukleose), Peritonsillarabszess, banaler grippaler Infekt, Influenza, Angina Plaut-Vincent, Zytomegalie-Infektion, Diphtherie (selten).

### Szenario 1

Der Patient berichtet, dass er sich schon seit einigen Tagen unwohl gefühlt habe, mit Husten, Muskel- und Gliederschmerzen, Appetitlosigkeit, Müdigkeit, Abgeschlagenheit. Die Schluckschmerzen sind akut aufgetreten und bestehen seit 2 Tagen. Das Krankheitsgefühl hat zugenommen. Zuvor hatte er sich völlig wohl und gesund gefühlt und viel Sport betrieben. In der Vergangenheit hatte er mehrmals eine Otitis media, die mit Antibiotika behandelt wurde, zuletzt vor einem Jahr. Seitdem hat er keine Medikamente mehr eingenommen. Ähnliche Krankheitsfälle sind in der Umgebung nicht aufgetreten. In Urlaub am Mittelmeer war er vor einem halben Jahr, sonst keine Reisen. Er ist geimpft gegen Diphtherie. Eine aktuelle Schutzimpfung gegen Influenza besteht nicht.

### Welche Laboruntersuchungen sollten durchgeführt werden?

Rachen-Abstrich zum Nachweis β-hämolysierender Streptokokken, Influenza-Schnelltest.
Blutentnahme zum Nachweis von spezifischen Antikörpern gegen Streptokokken (ASL), Nachweis von spezifischen Antikörpern gegen EBV, Schnelltest EBV. Bestimmung von Leberenzymen, Transaminasen (wegen Appetitlosigkeit, Übelkeit).

### Welche Therapie leiten Sie ein?

Da das hohe Fieber und die Beläge auf den Tonsillen gegen einen banalen Virusinfekt und eher für eine bakterielle Infektion sprechen, verschreiben Sie ein Antibiotikum. Wegen der rezidivierenden Otitis media in der Anamnese entscheiden Sie sich für ein Breitband-Penicillin (Amoxicillin).

### Szenario 2

Nach 2 Tagen stellt sich der Patient erneut vor. Die Symptome haben sich nicht gebessert. Er hat nach wie vor hohes Fieber und Schluckschmerzen. Zusätzlich ist am Stamm ein juckendes makulopapulöses Exantem aufgetreten.
Laborergebnisse: Im Rachenabstrich wurden keine β-hämolysierenden Streptokokken nachgewiesen, der Influenza-Schnelltest war negativ. Nachweis spezifischer Antikörper im Serum: keine erhöhten Antikörpertiter gegen Streptokokken. EBV-spezifische Antikörper: Schnelltest Mononukleose negativ.
VCA-IgM: positiv, VCA-IgG positiv, Early-Antigen-IgG: positiv, EBNA1-Antikörper: negativ, Transaminasen: leicht erhöht.

### Wie lautet Ihre Diagnose?

Infektiöse Mononukleose (Pfeiffer-Drüsenfieber). Die Trias Halsschmerzen, Fieber und Lymphadenopathie ist typisch für eine akute Erkrankung durch EBV. 1–6 % der Pharyngitiden bei jungen Erwachsenen sind durch eine infektiöse Mononukleose bedingt. Typisch ist ein mononukleäres Blutbild, oft geht die Erkrankung mit einer Erhöhung der Leberenzyme einher. Antikörper gegen EBV sind altersabhängig bei bis zu 95 % der Bevölkerung vorhanden. Die höchste Infektionsrate liegt im Alter zwischen 16 und 26 Jahren, wenn die ersten außerfamiliären intimen Kontakte stattfinden, bei der das Virus, das nach Infektion lebenslang in den Speicheldrüsen persistiert, durch Speichel übertragen wird (kissing disease).
Die Verdachtsdiagnose wird durch die Laboruntersuchungen zum Nachweis von EBV-Antikörpern bestätigt. Der Schnelltest kann im Frühstadium negativ sein und wird evtl. erst nach 10 bis 14 Tagen positiv.
Im Frühstadium lassen sich Viruskapsid-Antikörper (VCA-IgM, VCA-IgG), Early-antigen (EA)-IgG nachweisen. EBNA1-(Epstein-Barr-nuklear-antigen-)Antikörper treten erst Wochen nach Primärinfektion auf. Ihr Nachweis schließt eine frische Infektion aus.

### Welche Therapiemaßnahmen sind erforderlich?

Gegen EBV ist keine spezifische Therapie möglich. Antibiotika sind unwirksam. Das Antibiotikum wird daher sofort abgesetzt. Auf Aminopenicilline reagieren 70–100 % der Patienten mit infektiöser Mononukleose immunologisch bedingt mit einem makulopapulösen Exanthem, oft mit Juckreiz.

### Szenario 3

Nach einer Woche stellt sich der Patient erneut vor. Fieber und Schluckschmerzen sind abgeklungen. Er klagt weiterhin über Müdigkeit, Leistungsschwäche, Abgeschlagenheit. Bei der Untersuchung fällt eine leichte Splenomegalie auf.

### Wie ist die Prognose?

Die Erkrankung heilt i. d. R. innerhalb von 2–3 Wochen ab. Komplikationen sind selten. Vermehrte Ermüdbarkeit und funktionelle Beeinträchtigungen können noch über Wochen bis Monate anhalten.

### Welche weiteren Maßnahmen/Therapie sind notwendig?

Keine spezifische Therapie. Bettruhe. Der Patient sollte für 3 bis 4 Wochen auf Leistungssport verzichten.

## FALLBESCHREIBUNG

Ein 60-jähriger Mann kommt Anfang Juni in die Arztpraxis mit trockenem Husten, Muskel-, Glieder-, Kopfschmerzen, Müdigkeit, Abgeschlagenheit, Luftnot. Körpertemperatur 38 C°.

### Welche Fragen zur Anamnese sind wichtig?

Krankheitsdauer, Vorerkrankungen, Krankenhausaufenthalt, Antibiotikaanamnese, Immunsuppression, Auslandsreisen, Impfstatus, Auswurf vorhanden (falls ja, Beschaffenheit des Sputums); Beruf, besondere Hobbys.

### Welche Differenzialdiagnosen kommen infrage?

Bronchitis, grippaler Infekt, ambulant erworbene Pneumonie, Influenza (jahreszeitlich unwahrscheinlich).

### Szenario 1

Der Patient berichtet, dass er seit einer Woche „Grippe" habe und huste. Die Atemnot habe sich erst allmählich eingestellt und verschlimmert. Auswurf habe er beim Husten keinen. Zuvor sei er kerngesund gewesen. Keine chronischen Vorerkrankungen. Nichtraucher. Im Krankenhaus war er seit einer Bruchoperation vor 5 Jahren nicht mehr. Keine Antibiotika- oder immunsuppressive Therapie. Im Urlaub war er zuletzt vor einem Jahr in Italien. Er ist nicht geimpft gegen Influenza oder Pneumokokken. Er ist Rentner, Hobbygärtner, lebt gesund mit seiner Frau in idyllischer ländlicher Umgebung am Ortsrand, wo er täglich spazieren geht.

### Welche Verdachtsdiagnose stellen Sie?

Verdacht auf ambulant erworbene Pneumonie.

### Welche Untersuchungen sollten durchgeführt werden?

Messung von Atemfrequenz, Blutdruck, Puls (Atemfrequenz 28/min; Blutdruck 130/85. Puls 90/min). Bestimmung des CRB-65-Scores (0).
Auskultation der Lunge: keine Geräusche hörbar.
Perkussion: keine Dämpfung erkennbar.
Anforderung von Laboruntersuchungen: Entzündungsparameter (Blutbild, CRP).
Untersuchungen zum Erregernachweis: Pneumokokken-Antigen im Urin.
Nachweis spezifischer Antikörper (Mykoplasmen, Chlamydien). Keine Untersuchung von Sputum möglich, da der Patient trockenen Husten hat.

### Welche Therapie leiten Sie ein?

Da der Verdacht auf eine leichtgradige, ambulant erworbene Pneumonie vorliegt und die Symptome (langsamer Beginn, niedriges Fieber, keine Geräusche bei Auskultation) eher auf eine interstitielle Pneumonie hinweisen, verordnen Sie ein Makrolid-Antibiotikum (Azithromycin 500 mg/Tag). Da der Patient ansprechbar, in stabilem klinischen Zustand, ohne Vorerkrankungen oder Risikofaktoren ist (CRB-65 Score =0), ist eine stationäre Aufnahme nicht erforderlich (▶ Tab. 6.2 und ▶ Tab. 6.3).

### Szenario 2

Nach 3 Tagen stellt sich der Patient erneut vor. Die Symptome bestehen fort. Die Atemnot hat sich trotz des Antibiotikums verschlechtert.
Die Ergebnisse der Laboruntersuchungen liegen inzwischen vor:
▶ CRP 15 mg/L, Blutbild Leukozyten 4500/µl
▶ Pneumokokken-Antigen negativ
▶ Antikörper Mykoplasmen und Chlamydien: jeweils IgG und IgM negativ

### Welche differenzialdiagnostischen Überlegungen ergeben sich aus dem Verlauf?

Die häufigsten Erreger ambulant erworbener Pneumonie sind Pneumokokken (bis 50 %). Infektionen durch Pneumokokken verlaufen als „klassische Pneumonie" mit akutem Beginn, hohem Fieber, Leukozytose, eitrigem Sekret in den Alveolen, produktivem Husten mit eitrigem Auswurf; Auskultationsgeräuschen. Die Symptome und Laborergebnisse sprechen gegen Pneumokokken als Erreger und deuten eher auf eine interstitielle Pneumonie hin. Erreger interstitieller Pneumonie sind Mykoplasmen, Chlamydien, Legionellen, Coxiellen, Viren (z. B. Influenza, CMV) oder Pilze (Candida, Aspergillus, Pneumocystis). Pneumonien durch Pilze oder CMV treten nur bei Immundefizienz auf. Gegen Influenza spricht die Jahreszeit und fehlendes hohes Fieber. Legionellen treten hauptsächlich nach Reiseanamnese auf (Übertragung durch erregerhaltige Wassertröpfchen z. B. beim Duschen oder aus Klimaanlagen). Das Wirkungsspektrum von Makroliden umfasst Pneumokokken (15 % Resistenz), Mykoplasmen, Chlamydien, Legionellen. Es besteht eine Lücke gegen Coxiella burnetii (wird insbesondere von Schafen übertragen, oft als Kleinraumepidemie).

### Welche zusätzlichen Untersuchungen und anamnestische Fragen sind notwendig?

Röntgen-Thorax in 2 Ebenen.
Untersuchung: Legionellen-Antigen im Urin, Nachweis spezifischer Antikörper gegen Coxiella burnetii.
Es sollte nach weiteren Erkrankungen in der Umgebung oder Tierkontakt gefragt werden. Der Patient berichtet dazu, dass auch zwei Nachbarn über die gleichen Symptome klagen. Er hat keine Haustiere, besucht aber bei seinen Spaziergängen oft eine Schafherde, die in der Umgebung seines Hauses weidet.

### Szenario 3

Sie bestellen den Patienten am anderen Tag nach der Röntgenaufnahme wieder ein. Das Röntgenbild zeigt diffuse Infiltrate. Ergebnis der Laboruntersuchung: Antigennachweis Legionellen im Urin: negativ; Nachweis spezifischer Antikörper Q-Fieber: positiv (Antikörper gegen Phase II-Antigen).

### Welche Diagnose und Therapie leiten Sie daraus ab?

Akutes Q-Fieber.
Q-Fieber ist eine Zoonose. Der Erreger, C. burnetii, kommt bei Weidetieren vor (Schafe, Ziegen, Rinder) und wird besonders von Schafen auf den Menschen übertragen, meist durch Inhalation von erregerhaltigem Staub (eingetrocknete Ausscheidungen infizierter Tiere; geringe Infektionsdosis von 1–10 Partikeln). Die Erkrankung tritt häufig als Kleinraumepidemie auf. Etwa 1 % der ambulant erworbenen Pneumonien in Deutschland wird durch C. burnetii verursacht.
Die Diagnose erfolgt durch Nachweis spezifischer Antikörper. Die Serokonversion erfolgt nach 7–15 Tagen. Je nach Vorliegen von Antikörpern gegen zwei Antigen-Phasen kann zwischen akuter, chronischer oder abgelaufener Infektion unterschieden werden (▶ Kap. 20).
Therapie: bei akuter Infektion Doxycyclin (200 mg/Tag) für 3 Wochen.

### Wie lautet die Prognose?

Meist vollständige Ausheilung. Bei ca. 1 % Chronifizierung mit Gefahr von Endokarditis, besonders bei vorgeschädigten Herzklappen; selten granulomatöse Hepatitis, Arthritis, Meningoenzephalitis.

## FALLBESCHREIBUNG

Der Notarzt wird nachts zu einem 75-jährigen männlichen Patienten mit hohem Fieber (39,5 °C) und Schüttelfrost gerufen. Der Patient ist ansprechbar. Er klagt über starkes Krankheitsgefühl, Schwäche, Kopfschmerzen, Übelkeit, Erbrechen.

### Welche Fragen zur Anamnese und aktuellen Beschwerden sind wichtig?

Fragen zu Krankheitsdauer, Vorerkrankungen, Auslandsreisen, Krankenhausaufenthalt, Antibiotikaanamnese, Immunsuppression. Fragen zu Hinweisen auf betroffene Organe: Lokalisation von evtl. Schmerzen (z. B. Hals-, Bauchschmerzen), Husten, Atemnot, Dysurie, Durchfall, Verletzungen, Verwirrtheit, Schwindel.

### Welche Differenzialdiagnosen kommen in Betracht?

Sepsis, Infektionen der Atem-, Harnwege, Wund- und Weichteilinfektionen, intraabdominelle Infektionen.

### Welche Untersuchungen sind zur differenzialdiagnostischen Abgrenzung notwendig?

▶ klinische Untersuchung: Puls, Atemfrequenz, Blutdruck
▶ Inspektion: Pharynx, Lymphknotenschwellung, Wunden, Hautausschlag
▶ Auskultation Lunge
▶ Palpation der Bauchdecke
▶ Prüfung Flankenklopfschmerz

## Szenario 1

Der Patient berichtet, dass die Symptome am Nachmittag begonnen und sich allmählich gesteigert haben. Schmerzen, Durchfall, Atemnot, Husten, Verletzungen hat er nicht. Chronische Vorerkrankungen bestehen nicht, aber er hat schon seit Langem Schwierigkeiten beim Urinieren (langsamer Urinfluss). Er war nicht im Ausland und nimmt keine Antibiotika- oder immunsuppressiven Medikamente ein.
▶ Puls: 90/min
▶ Blutdruck: 160/95
▶ Atemfrequenz: 28/min
▶ Befund von Inspektion, Auskultation, Palpation der Bauchdecke unauffällig; Flankenklopfschmerz rechts positiv

### Welche Verdachtsdiagnose liegt nahe?

Verdacht auf Pyelonephritis, Urosepsis.

### Welche Maßnahmen leiten Sie unverzüglich ein?

Krankenhauseinweisung.

## Szenario 2

Im Krankenhaus werden folgende Untersuchungen durchgeführt:
▶ Urinstatus: Leukozyturie, Eiweiß, Erythrozyten und Nitrit positiv
▶ bakteriologische Urinuntersuchung
▶ Abnahme von Blutkulturen
▶ Ultraschall Nieren: Erweiterung des Kelchsystems rechte Niere. Restharn in der Blase.
▶ Bestimmung von Laborparametern: Leukozyten 7500/µl, CRP 75 mg/l, Kreatinin 1,5 mg/dl, keine Erhöhung der Transaminasen

### Welche Diagnose stellen Sie?

Pyelonephritis rechte Niere.

Pyelonephritis entsteht meist aszendierend. Die Symptome sind oft unspezifisch (Fieber, Kopfschmerzen, Erbrechen, evtl. Dysurie). Der häufigste Erreger ist *E. coli*. Prädisponierend sind Harnabfluss- oder Blasenentleerungsstörungen mit Restharn oder Grunderkrankungen wie Diabetes mellitus, Abwehrschwäche. Bei Harnabflussstörungen besteht die Gefahr von Urosepsis, bei chronischer Infektion mit Erregerpersistenz die Gefahr von chronischer Nephritis, Schrumpfniere und Nierenversagen.

### Welche Therapie leiten Sie ein?

Mittel der ersten Wahl bei Pyelonephritis sind Chinolone (Ciprofloxacin, Levofloxacin). Die Therapie sollte hoch dosiert für 7–14 Tage erfolgen. Der Patient erhält Ciprofloxacin (wegen des Erbrechens i. v.). Zur Verbesserung des Harnflusses erfolgt eine Harnableitung durch einen transurethralen Blasenkatheter.
Nach dem Ergebnis der bakteriologischen Urinuntersuchung (Nachweis von *E. coli* > 100.000/ml; sensibel gegen Chinolone, Aminopenicillin/β-Lactamase-Inhibitor, Cephalosporine u. a.) kann die Therapie mit Chinolonen fortgeführt werden. In Blutkulturen findet sich kein Erregernachweis.

## Szenario 3

Nach 3 Tagen ist der Patient unter der i. v. Antibiotikatherapie fieberfrei. Die Therapie wird mit Ciprofloxacin p. o. weitergeführt. Bei der bakteriologischen Kontrolle des Urins am 4. Tag sind keine Keime mehr nachweisbar. Ab 6. Tag klagt der Patient über Schlaflosigkeit, Unruhe und zeigt ein zunehmend aggressives Verhalten (wirft mit leerer Flasche nach Pfleger).

### Welche Ursachen können die psychische Veränderung bewirken?

Als eine Nebenwirkung von Chinolonen (0,1–1,8 %) können ZNS-Störungen auftreten (Gaba-Rezeptorenhemmung), die sich in Form von Halluzinationen, Schlafstörungen, Kopfschmerzen, Schwindel, Psychosen, Verwirrtheit äußern.

### Welche Maßnahmen/Abklärungen sind notwendig?

Absetzen des Chinolons. Weiterführung der Therapie mit Amoxicillin/Clavulansäure. Einige Stunden nach Absetzen des Chinolons normalisiert sich die Psyche des Patienten.
10 Tage nach Ende der Antibiotikatherapie ist eine bakteriologische Kontrolle des Urins anzuraten, um eine Erregerpersistenz auszuschließen. Zusätzlich sollte eine Abklärung und evtl. Sanierung der Prostatahyperplasie erfolgen.

## FALLBESCHREIBUNG

Eine 64-jährige Frau kommt mit starkem Krankheitsgefühl und Fieber (38,8 °C) in die Praxis. Am linken Unterschenkel besteht eine Rötung.

### Welche Differenzialdiagnosen kommen in Betracht?

Erysipel, Phlegmone, Abszess, Thrombophlebitis, Erysipeloid, Kontaktdermatitis.

### Welche Fragen zur Anamnese sind wichtig?

Krankheitsdauer, Grunderkrankungen, Allergien, Reiseanamnese.

## Szenario 1

Auf Nachfrage berichtet sie über einen nächtlichen Mückenstich vor 3 Tagen im Bereich der späteren Rötung, der heftig juckte, weshalb sie ständig daran kratzte. Die Rötung sei immer größer geworden. Im Ausland war sie zuletzt vor 3 Jahren in Österreich, Grunderkrankungen bestehen keine. Eine Penicillinallergie ist bei ihr bekannt. Bei der klinischen Untersuchung ist die flammende Rötung (Ausdehnung ca. 10 cm) scharf gegen die Umgebung abgegrenzt. Es besteht eine Schwellung und Überwärmung. Ein vergrößerter Lymphknoten ist in der Leistenbeuge tastbar.

### Wie lautet die Verdachtsdiagnose?

Erysipel. Das Erysipel ist eine lokalisierte entzündlich gerötete Schwellung der Haut, die sich flächenhaft ausbreitet. Zur Umgebung ist sie scharf abgegrenzt und zeigt flammenförmige Ausläufer. Bei schweren Infektionen treten Blasen, Blutungen oder Nekrosen auf. Regionäre Lymphknoten sind geschwollen. Unbehandelt besteht die Gefahr der Ausbreitung in tiefere Gewebeschichten (Phlegmone) oder einer Bakteriämie und Sepsis. Rezidivierende Infektionen können zur Verödung der Lymphbahnen und Lymphödem mit massiven Schwellungen der Extremität (Elephantiasis) führen (▶ Kap. 12).

Die häufigsten Erreger sind β-hämolysierende Streptokokken der Gruppe A, seltener Gruppe C, G oder *Staph. aureus*. Eintrittspforten für die Erreger sind Minimalläsionen, z. B. Insektenstiche, Rhagaden, Ekzeme. Begünstigend sind arterielle Verschlusskrankheit, Diabetes mellitus, Störungen der Hautbarriere, Lymphödem.

### Welche Untersuchungen dienen der Sicherung der Diagnose?

Die Diagnose wird i. d. R. klinisch gestellt. Der Erregernachweis in Abstrichen gelingt meist nicht, wenn kein Sekret austritt. Hinweise sind die Erhöhung von CRP sowie Leukozytose. Evtl. Nachweis Streptokokken-spezifischer Antikörper (AST) im Serum.

### Welche Therapie leiten Sie ein?

Mittel der Wahl ist Penicillin V oder G für 10–14 Tage (in schweren Fällen Beginn mit i. v. Therapie). Bei Penicillinallergie Makrolid oder Clindamycin. Wichtig ist die adäquate Ersttherapie, um Rezidive zu vermeiden. Sind Eintrittspforten oder prädisponierende Faktoren vorhanden, müssen diese behandelt werden.

Die Patientin erhält wegen ihrer Penicillinallergie Clindamycin (3 × 600 mg) p. o. für 10–14 Tage.

## Szenario 2

Nach 10 Tagen kommt die Patientin wieder. Sie war zwischenzeitlich fieberfrei, die lokale Entzündung abgeheilt. Seit einem Tag hat sie aber heftige Bauchschmerzen, Fieber (38 °C) und übel riechenden Durchfall.

### Welche Differenzialdiagnosen kommen infrage?

Fieberhafter Durchfall kann durch enteroinvasive Bakterien (Salmonellen, *Campylobacter,* Yersinien) oder durch Viren (Noro-, Rotaviren) verursacht werden.

Unter einer Antibiotikatherapie ist Durchfall eine häufige Nebenwirkung. Meist verursacht durch Störung der Darmflora (osmotischer Durchfall) oder durch Anregung der Darmmotilität, z. B. durch Erythromycin. Ein Drittel der Fälle wird durch *C. difficile* verursacht.

### Welche Untersuchungen werden im Weiteren notwendig?

Stuhluntersuchung zum Nachweis von Salmonellen, *Campylobacter,* Toxinen von *C. difficile.*

Ergebnis: Toxinnachweis *C. difficile* positiv. Andere Erreger nicht nachgewiesen.

### Welche Diagnose ergibt sich daraus?

Diagnose: *C.-difficile*-assoziierte Diarrhö

*C. difficile* sind anaerobe sporenbildende Stäbchenbakterien, die bei 3–7 % der Bevölkerung in der Darmflora vorkommen. Sie sind resistent gegen die meisten Antibiotika. Wird bei einer Antibiotikatherapie die übrige Darmflora zerstört, können sie sich ungehindert vermehren und zytotoxische Toxine produzieren, die Läsionen in der Darmwand verursachen. Je nach Schweregrad entsteht eine *C.-difficile*-assoziierte Diarrhö (CDAD) oder eine Kolitis mit oder ohne Pseudomembranen. Die CDAD tritt meist während oder im Anschluss an eine Antibiotikatherapie auf. Sie kann durch alle Antibiotika p. o. oder i. v. ausgelöst werden, wobei bei einigen Antibiotika ein höheres Risiko besteht, z. B. Ceftriaxon, Clindamycin, Aminopenicilline plus β-Lactamase-Inhibitor (▶ Kap. 9).

Erkrankte scheiden mit dem Stuhl eine große Menge Sporen aus. Nosokomiale Infektionen in der Umgebung Erkrankter sind daher ein zunehmendes Problem.

### Welche Therapie ist einzuleiten?

Zur Therapie das auslösende Antibiotikum nach Möglichkeit absetzen. In leichten Fällen Metronidazol p. o. oder i. v., in schweren Fällen Vancomycin p. o. verabreichen. Die Patientin erhält Metronidazol (4 × 400 mg/Tag) p. o. für 10 Tage. Clindamycin wird abgesetzt.

## Szenario 3

Nach 2 Wochen stellt sich die Patientin erneut vor. Sie berichtet, dass der Durchfall nach Einnahme des Metronidazols innerhalb von 2 Tagen verschwunden war. Seitdem geht es ihr sehr gut.

### Welche Komplikationen sind weiterhin möglich?

Bis zu 20 % der Patienten mit behandelter CDAD entwickeln innerhalb einiger Wochen Rezidive, die z. B. mit Vancomycin p. o. für 2–3 Wochen behandelt werden können.

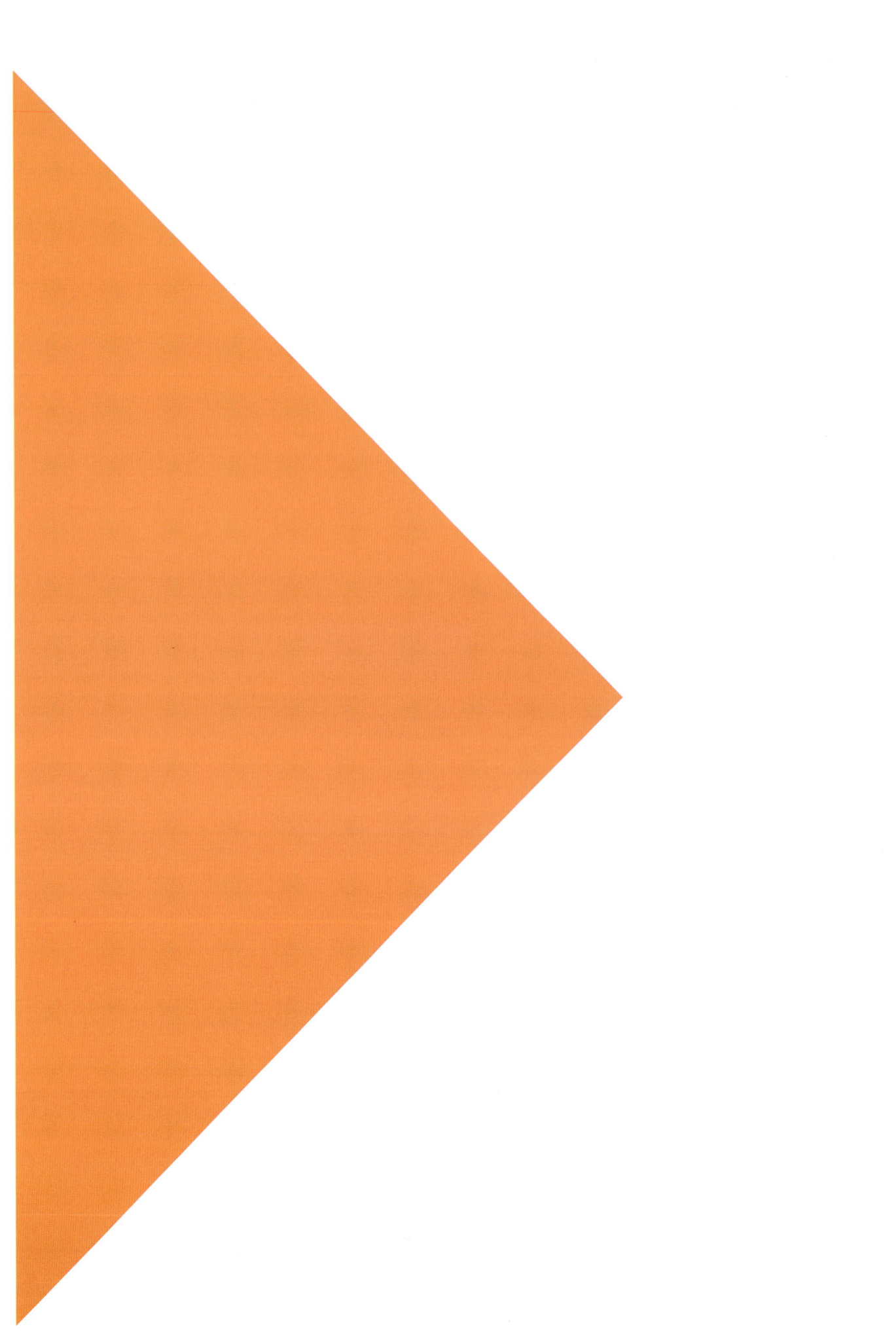

# Anhang

## Prophylaxe von Infektionen durch Impfungen

Der Schutz vor Infektionen durch aktive Immunisierung ist eine wirksame Maßnahme der Infektionsbekämpfung. Als Antigen werden entweder abgeschwächte lebende Erreger (Lebendimpfstoff), tote Erreger bzw. Erregerbestandteile (Totimpfstoff) oder inaktivierte Toxine (Toxoidimpfstoff) verwendet, gegen die spezifische Antikörper produziert werden.

In Deutschland gibt es keine gesetzliche Impfpflicht. Aktualisierte Empfehlungen für Impfungen gibt die Ständige Impfkommission am Robert-Koch-Institut (STIKO). Mit einer Grundimmunisierung wird bei vielen Infektionskrankheiten bereits bei Säuglingen begonnen (▶ Tab. 26.1). Bei Impfungen, die keine lebenslange Immunität gewährleisten, sollte der Impfschutz bei Erwachsenen in bestimmten Zeitabständen aufgefrischt werden. Einige Impfindikationen sind bei besonderer epidemiologischer Situation, beruflicher Exposition oder bei Reisen in Endemiegebiete anzuraten (▶ Tab. 26.2).

## Meldepflicht

Das Gesetz zur Verhütung und Bekämpfung von Infektionskrankheiten (Infektionsschutzgesetz = IfSG) enthält alle seuchenrechtlichen Bestimmungen. Bestimmte übertragbare Erkrankungen müssen unverzüglich an das zuständige Gesundheitsamt gemeldet werden. Die meldepflichtigen Erkrankungen sind in § 6 und § 7 des IfSG erfasst (▶ Tab. 26.3).

**Tab. 26.1** Impfkalender nach der Ständigen Impfkommission (STIKO), Stand Juli 2012. [X221]

| | Alter in Monaten | | | | | | Alter in Jahren | | | | | |
| --- | --- | --- | --- | --- | --- | --- | --- | --- | --- | --- | --- | --- |
| **Impfung** | Geburt | 2 | 3 | 4 | 11–14 | 15–23 | 2–4 | 5–6 | 9–11 | 12–17 | Ab 18 | › 60 |
| **Tetanus** | | 1. | 2. | 3. | 4. | N | | A | A | | Alle 10 Jahre | |
| **Diphtherie** | | 1. | 2. | 3. | 4. | N | | A | A | | Alle 10 Jahre | |
| **Pertussis** | | 1. | 2. | 3. | 4. | N | | A | A | | Einmalig | |
| **Haemophilus influenzae** | | 1. | (2.) | 3. | 4. | N | | | | | | |
| **Polio trivalent** | | 1. | (2.) | 3. | 4. | N | | | A | | N | |
| **Hepatitis B** | Post Exposition | 1. | (2.) | 3. | 4. | N | | | | | | |
| **Pneumokokken** | | 1. | 2. | 3. | 4. | N | | | | | | Regel-Impfung |
| **Meningokokken C** | | | | Ab 12 Monate | | N | | | | | | |
| **Masern, Mumps, Röteln** | | | | | 1. | 2. | N | | | | N | |
| **Varizellen** | | | | | 1. | 2. | N | | | | | |
| **Influenza** | | | | | | | | | | | Jährlich | |
| **Humane Papillomaviren** | | | | | | | | | | 3 Dosen (bei Mädchen) | Gegebenenfalls N | |

A = Auffrischung; N = Nachholimpfung

**Tab. 26.2** Besondere Impfindikationen.

| **Erkrankung** | **Indikationen** |
| --- | --- |
| Cholera | Aufenthalt in Infektionsgebieten |
| FSME | In Risikogebieten bei Zeckenexposition oder beruflicher Gefährdung (Waldarbeiter, Förster) |
| Gelbfieber | Aufenthalt in Endemiegebiet, Impfanforderungen des Ziellandes |
| Hepatitis A | Risikopersonen, Kontakt mit Erkrankten, Kontakt zu Stuhl (Kanalisations-, Klärwerksarbeiter), Reisen in Endemiegebiet |
| Tollwut | Beruflicher Kontakt mit Wildtieren, Fledermäusen, Reisende in Gebiete mit hoher Tollwutgefährdung |
| Typhus | Reise in Endemiegebiet |

**Tab. 26.3** Meldepflichtige Erkrankungen nach § 6 und 7 IfSG.

| **Meldepflicht** | **Erkrankung/Erreger** |
| --- | --- |
| **Namentliche Meldung** | |
| Bei Krankheitsverdacht, Erkrankung, Tod | Botulismus, Cholera, Diphtherie, humane spongiforme Enzaphalopathie, akute Virushepatitis, enteropathisches hämolytisch-urämisches Syndrom, virusbedingtes hämorrhagisches Fieber, Masern, Meningokokken-Meningitis oder -Sepsis, Milzbrand, Poliomyelitis, Pest, Tollwut, Typhus abdominalis/Paratyphus |
| Erkrankung, Tod | Tuberkulose |
| Verdacht oder Erkrankung | Mikrobiell bedingte Lebensmittelvergiftung oder akute Gastroenteritis bei Personen im Sinne des § 42 Abs. 1 (Lebensmittelgewerbe) oder wenn zwei oder mehr Erkrankungen mit epidemiologischem Zusammenhang auftreten |

**Tab. 26.3** Meldepflichtige Erkrankungen nach § 6 und 7 IfSG. (Forts.)

| Meldepflicht | Erkrankung/Erreger |
|---|---|
| **Namentliche Meldung** | |
| Direkter oder indirekter Erregernachweis | Adenoviren im Konjunktivalabstrich, *Bacillus anthracis, Borrelia recurrentis, Brucella* sp., darmpathogene *Campylobacter, Chlamydia psittaci, Clostridium botulinum, Corynebacterium diphtheriae, Coxiella burnetii, Cryptospridium parvum,* Ebolavirus, darmpathogene *E. coli,* EHEC, *Francisella tularensis,* FSME-Virus, Gelbfiebervirus, *Giardia lamblia, Haemophilus influenzae* in Liquor oder Blut, Hantaviren, Hepatitis-A-Virus, Hepatitis-B-Virus, Hepatitis-C-Virus, Hepatitis-D-Virus, Hepatitis-E-Virus, Influenzaviren (direkter Nachweis), Lassavirus, Legionellen, *Leptospira interrogans, Listeria monocytogenes* in Blut, Liquor oder Neugeborenenabstrichen, Marburgvirus, Masernvirus, *Mycobacterium leprae,* Mycobacterium-tuberculosis-Komplex, *Neisseria meningitidis* in Liquor, Blut oder sterilen Substraten, Norovirus, Poliovirus, Rabiesvirus, *Rickettsia prowazekii,* Rotavirus, Salmonellen, Shigellen, *Trichinella spiralis, Vibrio cholerae,* darmpathogene Yersinien, *Yersinia pestis,* Erreger von hämorrhagischem Fieber, MRSA in Blut oder Liquor |
| **Nichtnamentliche Meldung** | |
| Direkter oder indirekter Erregernachweis | *Treponema pallidum,* HIV, *Echinococcus* sp. *Plasmodium* sp., Rubellavirus bei konnatalen Infektionen, *Toxoplasma gondii* bei konnatalen Infektionen |

## Literatur und weitere Links

Brodt HR. Antibiotika-Therapie. Klinik und Praxis der antiinfektiösen Behandlung. 12. A. Stuttgart, New York: Schattauer, 2012.

Füssle R, Sziegoleit A. Praxis der Infektiologie. Organbezogene Diagnostik und Therapie. Stuttgart: Springer, 2001.

Füssle R, Willems W. Antiinfektiva. In: Estler CJ, Schmidt H (Hrsg.). Pharmakologie und Toxikologie. 6. A. Stuttgart, New York: Schattauer, 2007.

Füssle R. Prinzipien der Antibiotikatherapie. Anaesth Intensivmed 2011; 52: 896–910.

Füssle R. Invasive Pilzinfektionen bei kritisch kranken Patienten. Anaesth Intensivmed 2012; 53: 523–537.

Gilbert DN, Moellering RC, Eliopoulos GM et al. The Sanford Guide to Antimicrobial Therapy 2012. 42nd ed. Sperryville, USA: Antimicrobial Therapy Inc., 2012.

Groß U. Kurzlehrbuch Medizinische Mikrobiologie und Infektiologie. 2. A. Stuttgart, New York: Thieme, 2009.

Habib G, Antunes M, Hoen B. Guidelines, Prevention, Diagnosis and Treatment of Infective Endocarditis. European Society of Cardiology. European Heart Journal 2009.

Höffken G, Lorenz J, Kern W et al. S3-Leitlinien zu Epidemiologie, Diagnostik, antimikrobieller Therapie und Management von erwachsenen Patienten mit ambulant erworbenen tiefen Atemwegsinfektionen. 2. A. Stuttgart, New York: Thieme, 2009.

Lohmeyer J. Infektionen der Lunge. DBI Bay Int. 2007; 27: 42–48.

Longo DL, Fauci AS, Kasper DL et al. Harrisons Principles of Internal Medicine. 18th ed. New York: McGraw-Hill Professional, 2011.

Marre R, Mertens Th, Trautmann M, Zimmerli W (Hrsg.). Klinische Infektiologie. 2. A. München: Elsevier/Urban & Fischer, 2008.

Mims C, Dockrell HM, Goering RV, Roitt I, Wakelin D, Zuckerman M. Medizinische Mikrobiologie Infektiologie. 2. A. München: Elsevier/Urban & Fischer, 2006.

Murray PR, Rosenthal KS, Pfaller MA. Medical Microbiology. 6th ed. Mosby, 2009.

Reinhart K, Brunkhorst FM. Prävention, Diagnose, Therapie und Nachsorge der Sepsis. Stuttgart, New York: Thieme, 2010.

Renz-Poster H, Krautzig S. Basislehrbuch Innere Medizin. 5. A. München: Elsevier/Urban & Fischer, 2012.

Suerbaum S, Hahn H, Burchard GD, Kaufmann SH, Schulz TF. Medizinische Mikrobiologie und Infektiologie. 7. A. Berlin, Heidelberg: Springer, 2012.

Wagenlehner FME, Hoyme U, Kaase M et al. Clinical practice guideline: uncomplicated urinary tract infections. Dtsch Ärztebl 2011; 108: 415–423.

Wichelhaus TA. Antibiotika – Moderne Therapiekonzepte. Bremen: Uni-Med 2005.

www.rki.de. Ratgeber für Ärzte

## Quellenverzeichnis

[E282] Kanski JJ. Clinical Ophthalmology. A systematic Approach. 5th ed. Elsevier/Butterworth-Heinemann 2003.

[E283] Mettler FA. Essentials of Radiology. 2nd ed. Elsevier/Saunders, 2005.

[E333] Stevens A, Lowe JS, Scott I. Core Pathology. 3rd ed. Elsevier/Mosby, 2009.

[E393] Adam A, Dixon AK, Grainger RG, Allison DJ. Grainger and Allison's Diagnostic Radiology. 5th ed. Elsevier/Churchill Livingstone, 2007.

[E438] Swartz MH. Textbook of Physical Diagnosis. 6th ed. Elsevier/Saunders, 2009.

[E452] Kliegman RM, Behrman RE, Jenson HB, Stanton BMD. Nelson Textbook of Pediatrics. 18th ed. Elsevier/Saunders, 2007.

[E491] Mims C. et al.: Medical Microbiology. 2nd ed. Elsevier/Mosby, 1998.

[E554] Kumar V, Abbas AK, Fausto N, Aster JC. Robbins & Cotran Pathologic Basis of Disease. 8th ed. Elsevier/Saunders, 2009.

[E570] Colledge NR, Walker BR, Ralston SH. Davidson's Principals & Practice of Medicine. 21st ed. Elsevier/Churchill Livingstone, 2009.

[E573] Halpert RD. Gastrointestinal Imaging. The Requisites. 3rd ed. Elsevier/Mosby, 2006.

[E703] Zaoutis LB, Chiang VW. Comprehensive Pediatric Hospital Medicine. Elsevier/Mosby, 2007.

[E935] James WD, Berger T, Elston D. Andrews' Diseases of the Skin. Clinical Dermatology. 11th ed. Elsevier/Saunders, 2011.

[E960] Mason RJ et al. Murray and Nadel's Textbook of Respiratory Medicine. 2nd ed. Elsevier/Saunders, 2010.

[E961] Hupp JR, Ellis E, Tucker MR. Contemporary Oral Maxillfacial Surgery. 5th ed. Elsevier/Mosby, 2008.

[E963] Mandell GL, Bennett JE, Dolin R. Mandell, Douglas, and Bennett's Principles and Practice of Infectious Diseases. 7th ed. Elsevier/Churchill Livingstone, 2010.

[L231] Stefan Dangl, München

[M123] Prof. Dr. med. Thomas Dirschka, Wuppertal

[M349] Prof. Dr. med Dr. h.c. M. Classen, München; Prof. Dr. med. V. Diehl, Köln; Prof. Dr. Dr. h.c. K. Kochsiek, Würzburg

[M350] Dr. med. Henning Heumann, Stuttgart

[M448] Dr. med. Roberto Kurzeja, Potsdam

[M598] Prof. Dr. Roswitha Füssle, Gießen

[R172] Mims C et al.: Medical Microbiology. 3rd ed. Elsevier/Mosby, 2004.

[R233] Marre R, Mertens Th, Trautmann M, Zimmerli W. Klinische Infektiologie. 2. A. Elsevier/Urban & Fischer, 2007.

[T454] PD Dr. med. S. Thuengerthal, Röntgenabteilung Thoraxklinik Heidelberg

[T585] Prof. Dr. Ch. Heiß, Unfallchirurgie UKGM, Gießen

[X221] Robert-Koch-Institut, Berlin